神経症状の診療に自信がつく本

―自己学習のための 72 の Key Question

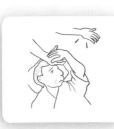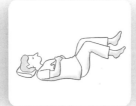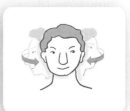

Generalist Masters ⑬

黒川 勝己

園生 雅弘

推薦のことば

　プライマリケアの現場において "神経症状の診療" は実に悩ましい.

　中でも『頭痛』,『めまい』,『しびれ』の診たては,医療者の "わざ(技・術)" が求められる.　その神経症状・御三家を皮切りに,神経症状の診療術を見事に解き明かす,文字通り＜神経症状の診療に自信がつく＞1冊.　72の問いかけが,その使い方のシミュレーションとなり,読者の立場に配慮した演出として素直にありがたい.

　プライマリケア医への親切な神経診察の手ほどきに始まり,頻度の高い神経症状への対処法を指南して診療の準備が整ったところで,コモンな神経疾患への対応を解説する構成もバランスがよい.　その矢先に最終章で明記された脳神経内科医の役割こそ,読者に対して "専門医との連携を提言する" 著者の熱いメッセージと受け取れる.

　終始一貫して臨床現場を最重要視してきた著者が,プライマリケア医のために書き下ろした渾身の1冊,これを評する機会に恵まれたことに感謝する.

田妻 進
広島大学病院総合内科・総合診療科・教授

黒川 勝己・園生 雅弘　著
「神経症状の診療に自信がつく本―自己学習のための 72 の Key Question」

はじめに

　この本は，神経症状を訴える患者を診る全ての医療者，特に非神経専門医の先生に対して，このように診たらどうでしょうか，と提案したものです.

　神経症状を訴える患者は，本来すべて神経専門医が診るのが理想だと思います. しかし，神経症状の患者数は大変多く，それに比して神経専門医は非常に少ないのが現状です. そのため，非神経専門医の先生方は，常日頃から多くの神経症状の患者を診ておられます. 本当に感謝申し上げます. そのような先生方の診療に，少しでも本書が役立つことができれば幸いです.

　神経症状の患者を診る際に，非神経専門医の先生に要求されることは，（頻度は少ないかもしれないけれど）危険な疾患を見逃さないように努めることだと思います. そのためには，難しい神経診察をとることではなく，必要な病歴をきちんととることが大切です.

　このような観点から，本書では非神経専門医の先生方に聴いてほしい病歴のポイントなどを記載しています. 特にコモンな症状に対して確認すべき「Red flags」というものを作っています. 全ての患者に対して必ず，初めに，「Red flags」を確認していただきたいと思います.「Red flags」を聴くことによって救われる患者がいる，と信じています. 目の前の患者を救うことができるのは，診察している医師だけだと思います. 一人でも多く患者が救われ，笑顔が増えれば幸いです.

　本書が，神経疾患に興味を持ったり，好きになったりするきっかけになれば，望外の喜びです.

本書の構成・使い方

　本書は，Key Question とそれに対する解答・解説という形式をとっています. 最初から読んで全体像を掴んでいただいても結構ですし，興味のあるところ・日常診療で関連するところから読んでもらっても良いようにしています.

　本書は，5 章で構成されています. 1 章ではプライマリケア医に必要な神経症状の診かたを述べています. それは危険な疾患を見逃さないための問診力と緊急を要する病態（意識障害と脳卒中）に対する神経診察力だと考えています. そのため，2 章では非神経専門医に必要な神経診察法として，意識障害患者と脳卒中患者の診かたを提示しています. 次いで，3 章ではコモンな症状に対し

てどのような問診をすべきかを述べています．我々が用いている「Red flags」を，ぜひ先生方も活用していただきたいと思います．CASE STUDY では，指導医 (supervisory doctor: S) と研修医 (resident: R) が対話形式で診断をしていくので，実際の考え方などを参考にしていただければ幸いです．4 章では，コモンな疾患に対して非神経専門医はどうするべきかを述べています．疾患の可能性を疑い，専門医に紹介することが，非神経専門医に期待される第一の役割だと考えています．最後に，5 章では脳神経内科医について述べています．ぜひ脳神経内科（医）についての理解を深めていただければ幸いです．

謝辞

　本書を書くことができましたのは，長年ご指導をいただいている帝京大学医学部神経内科主任教授 園生雅弘先生のご教授があったからこそであり，本当に感謝を申し上げます．この本を書くきっかけを作っていただきました中西内科 中西重清先生，広島大学総合内科・総合診療科教授 田妻進先生，広島市民病院・川崎医科大学・安佐市民病院・寺岡記念病院・広島大学病院の脳神経内科や他科の先生方，スタッフの皆様，地域医療を支えておられる先生方を初め，これまでご指導ご鞭撻をいただきました多くの皆様に深謝いたします．写真撮影にご協力いただいた広島市民病院 立山佳祐先生，林正裕先生，坂井裕樹先生に感謝致します．また，私を支えてくれている家族に感謝します．最後になりましたが，遅筆を根気強く待ってくださいましたカイ書林の皆様に感謝をいたします．

2018 年 8 月

黒川　勝己

著者略歴

黒川 勝己

【略歴】
1989年 広島大学医学部卒業
1991年 広島大学医学部第三内科（現脳神経内科）入局
1992年 医療法人社団陽正会寺岡記念病院
1994年 広島大学医学部第三内科
1996年 川崎医科大学神経内科，広島大学医学部第三内科
2000年 川崎医科大学神経内科講師

2002年より1年間，アメリカアラバマ大学神経内科 Shin J Oh 教授の元に留学

2005年 広島市立安佐市民病院神経内科副部長
2007年 同部長
2009年 川崎医科大学神経内科准教授
2016年 広島市立広島市民病院脳神経内科部長
2018年 同主任部長

2017年度日本神経学会 Excellent Teacher 表彰

【主な学会活動・資格】
日本神経学会　専門医・指導医
日本臨床神経生理学会　専門医（筋電図・神経伝導分野，脳波分野）・指導医
日本内科学会　内科認定内科医

園生 雅弘

【略歴】
1982年 東京大学医学部卒業
1984年 東京大学医学部脳研神経内科入局

1991年より1年間，スウェーデンウプサラ大学臨床神経生理部門 Erik Stålberg 教授の元に留学（針筋電図定量解析に関する研究）

1992年 帝京大学医学部神経内科講師
2006年 同助教授
2011年 同主任教授
2015年 神経筋電気診断センター センター長（兼任）
2016年 帝京大学医学研究科長（兼任）

【主な研究領域】
神経症候学，特に MMT，ヒステリー性麻痺の診断，めまいの診断
神経筋電気診断学・臨床神経生理学（針筋電図，単線維筋電図，神経伝導検査，体性感覚誘発電位など）

【主な学会活動・資格】
日本神経学会　専門医，理事，編集委員長，専門医育成教育ワーキンググループ部会長，神経内科基本領域化推進対策本部，専門医制度検討委員会，他，各種委員会委員
日本臨床神経生理学会　専門医（筋電図・神経伝導分野，脳波分野），理事，認定委員会委員長，専門医制度委員会委員長，他，各種委員会委員

VI

CONTENTS

Ⅰ. プライマリケア医に必要な神経症状の診かた

1. プライマリケアにおける神経の診かたとは？

Key Question 1-1
プライマリケア医は神経症状を訴える患者をどのように診るべきですか？ ‥‥‥‥‥‥ 2
Key Question 1-2
プライマリケア医が神経症状を診る際に求められる診療スキルとはなんですか？ ‥‥‥ 3
Key Question 1-3
3-step diagnosis とは，どのようなものですか？‥‥‥‥‥‥‥‥‥‥‥‥‥‥‥ 4

Ⅱ. 非神経専門医にも必要な神経診察法（手技篇）

2. 意識障害患者の神経診察はこうする

Key Question 2-1
意識障害患者の神経学的診察はどのようにしますか？‥‥‥‥‥‥‥‥‥‥‥‥ 6
Key Question 2-2
意識レベルはどう診ますか？ ‥‥‥‥‥‥‥‥‥‥‥‥‥‥‥‥‥‥‥‥‥‥ 7
Key Question 2-3
髄膜刺激徴候はどう診ますか？‥‥‥‥‥‥‥‥‥‥‥‥‥‥‥‥‥‥‥‥ 10
Key Question 2-4
麻痺の有無はどう診ますか？ ‥‥‥‥‥‥‥‥‥‥‥‥‥‥‥‥‥‥‥‥‥ 13
Key Question 2-5
眼の診察はどうしますか？‥‥‥‥‥‥‥‥‥‥‥‥‥‥‥‥‥‥‥‥‥‥ 17

3. 脳梗塞患者の神経診察はこうする

Key Question 3-1
脳梗塞患者の神経学的診察はどのようにしますか？ ‥‥‥‥‥‥‥‥‥‥‥ 22
Key Question 3-2
脳梗塞患者の評価スケールにはどのようなものがありますか？ ‥‥‥‥‥‥‥ 25
Key Question 3-3
言語の評価はどうしますか？ ‥‥‥‥‥‥‥‥‥‥‥‥‥‥‥‥‥‥‥‥‥ 28

4. それ以外の患者の神経診察はどうする？

Key Question 4-1
意識障害患者や脳梗塞が疑われる患者以外の神経学的診察はどのようにしますか？‥‥‥ 32
Key Question 4-2
腱反射の評価はどうしますか？‥‥‥‥‥‥‥‥‥‥‥‥‥‥‥‥‥‥‥‥ 32
Key Question 4-3
感覚障害はどう確認しますか？‥‥‥‥‥‥‥‥‥‥‥‥‥‥‥‥‥‥‥‥ 33
Key Question 4-4
小脳徴候はどう診ますか？ ‥‥‥‥‥‥‥‥‥‥‥‥‥‥‥‥‥‥‥‥‥‥ 33
Key Question 4-5
起立・歩行の評価はどうしますか？‥‥‥‥‥‥‥‥‥‥‥‥‥‥‥‥‥‥ 34

Ⅲ. よくみる症状への対処（症状篇）

5. 頭痛を診たらどうする？

Key Question 5-1
「頭痛」を訴える患者をみる場合どう診たらよいですか？ ・・・・・・・・・・・・・・・ 36

Key Question 5-2
「頭痛の Red Flags」は何ですか？ ・・・・・・・・・・・・・・・・・・・・・・・・・・・・・・・・ 37

Key Question 5-3
くも膜下出血を見逃さないためのポイントはなんですか？ ・・・・・・・・・・・・ 39

Key Question 5-4
"突然発症"だがくも膜下出血でないと思われる場合にはどのような疾患がありますか？・・ 42

Key Question 5-5
髄膜炎を見逃さないためのポイントはなんですか？ ・・・・・・・・・・・・・・・・・・ 46

Key Question 5-6
その他 (5-3 〜 5-5 以外) の "new headache" で
重篤な疾患にはどのようなものがありますか？ ・・・・・・・・・・・・・・・・・・・・・・・ 50

Key Question 5-7
群発頭痛を診断するポイントはなんですか？ ・・・・・・・・・・・・・・・・・・・・・・・・ 53

Key Question 5-8
三叉神経痛を診断するポイントはなんですか？ ・・・・・・・・・・・・・・・・・・・・・・ 55

Key Question 5-9
上記以外の場合はどう診たらよいですか？ ・・・・・・・・・・・・・・・・・・・・・・・・・・ 56

6. めまいはこう診よう！

Key Question 6-1
「めまい」を訴える患者をみる場合どう診たらよいですか？ ・・・・・・・・・・・・・ 58

Key Question 6-2
患者が「めまい」と言えば，"天井がまわること"と考えてよいですか？ ・・・・・・ 59

Key Question 6-3
「vertigo」は，「回転性めまい」と考えてよいですか？ ・・・・・・・・・・・・・・・・・・ 60

Key Question 6-4
「真性めまい (vertigo) 」はすべて末梢性めまい・耳鼻科疾患と考えてよいですか？ ・・・・・ 61

Key Question 6-5
「真性めまい (vertigo) の Red Flags」はなんですか？ ・・・・・・・・・・・・・・・・・・ 62

Key Question 6-6
脳幹梗塞を見逃さないためのポイントはなんですか？ ・・・・・・・・・・・・・・・・・・ 63

Key Question 6-7
小脳梗塞を見逃さないためのポイントはなんですか？ ・・・・・・・・・・・・・・・・・・ 68

Key Question 6-8
椎骨脳底動脈系の一過性脳虚血発作 (TIA) を見逃さないためのポイントはなんですか？ ・・ 71

Key Question 6-9
良性発作性頭位めまい症 (BPPV) を診断するポイントはなんですか？ ・・・・・・・ 75

Key Question 6-10
反復するめまいをみたら，どのような疾患を考えるべきですか？ ・・・・・・・・・・・・ 78

VIII

7. 上手にしびれを診るには？

Key Question 7-1
「しびれ」を訴える患者をみる場合どう診たらよいですか？ ・・・・・・・・・・ 82

Key Question 7-2
患者が「しびれ」と言えば，"ジンジン・ビリビリしている"と考えてよいですか？・・・・・ 83

Key Question 7-3
「しびれの Red Flags」は何ですか？ ・・・・・・・・・・・・・・・・・・・・・・ 84

Key Question 7-4
脳血管障害を見逃さないためのポイントは何ですか？・・・・・・・・・・・・・・ 85

Key Question 7-5
ギラン・バレー症候群を見逃さないためのポイントは何ですか？・・・・・・・・・・・ 88

Key Question 7-6
糖尿病性多発ニューロパチーを診断するポイントは何ですか？ ・・・・・・・・・・ 92

Key Question 7-7
頸椎症，腰椎症のしびれはどのような特徴がありますか？ ・・・・・・・・・・・・ 96

Key Question 7-8
手根管症候群 (CTS) のしびれはどのような特徴がありますか？ ・・・・・・・・・・ 99

8. 意識消失はこう診よう！

Key Question 8-1
「一過性意識消失」患者をみる場合どう診たらよいですか？ ・・・・・・・・・・・104

Key Question 8-2
「一過性意識消失」の原因にはどのような疾患がありますか？ ・・・・・・・・・・・105

Key Question 8-3
「T-LOC の Red Flags」は何ですか？ ・・・・・・・・・・・・・・・・・・・・・107

Key Question 8-4
心原性失神を見逃さないためのポイントはなんですか？ ・・・・・・・・・・・・・109

Key Question 8-5
非心原性失神を診断するポイントはなんですか？ ・・・・・・・・・・・・・・・・112

Key Question 8-6
目の前で，意識消失を診たら，どのような対応をしたらよいでしょうか？ ・・・・115

9. 意識障害にはどう対応する？

Key Question 9-1
意識障害患者にはどのように対応したらよいですか？・・・・・・・・・・・・・・・120

Key Question 9-2
呼吸パターンはどのように評価しますか？・・・・・・・・・・・・・・・・・・・・122

Key Question 9-3
意識障害の原因にはどのようなものがありますか？ ・・・・・・・・・・・・・・・123

Ⅳ. コモンな疾患への対応 (疾患篇)

10. 脳梗塞患者をどうする？

Key Question 10-1
脳梗塞における"非神経専門医"の役割はなんですか？ ・・・・・・・・・・・・・126

Key Question 10-2
脳梗塞にはどのようなタイプがありますか？ ・・・・・・・・・・・・・・・・・・127

11. 認知症患者をどうする？

Key Question 11-1
認知症における"非神経専門医"の役割はなんですか？･････････････130
Key Question 11-2
認知症のスクリーニングには，どのような検査がありますか？････････131
Key Question 11-3
認知症にはどのような疾患がありますか？････････････････････133
Key Question 11-4
認知症に対してどのようなケアをすべきですか？････････････････135
Key Question 11-5
認知症は生活習慣病の管理で予防できますか？････････････････137

12. パーキンソン病患者をどうする？

Key Question 12-1
パーキンソン病はどのような疾患ですか？････････････････････140
Key Question 12-2
パーキンソン病診療における"非神経専門医"の役割はなんですか？･･････141
Key Question 12-3
パーキンソン病はどのような症状で疑いますか？････････････････142
Key Question 12-4
パーキンソン病の治療はどのようにすべきですか？･･････････････144
Key Question 12-5
パーキンソン病患者の"かかりつけ医"として注意することはなんですか？･･･146

13. てんかん患者をどうする？（主として高齢者てんかんについて）

Key Question 13-1
てんかんはどのような疾患ですか？････････････････････････148
Key Question 13-2
てんかん診療における"非神経専門医"の役割はなんですか？････････149
Key Question 13-3
高齢者てんかんはどのような症状で疑いますか？････････････････150
Key Question 13-4
非けいれん性てんかん重積とはどのような病態ですか？･････････････154
Key Question 13-5
てんかん患者の"かかりつけ医"として注意することはなんですか？･･････157

Ⅴ. 脳神経内科医とは

14. 脳神経内科医はこうだ

Key Question 14-1
脳神経内科疾患にはどのような疾患がありますか？････････････････160
Key Question 14-2
脳神経内科医はどのような症状を診るのですか？････････････････161
Key Question 14-3
脳神経内科医の役割はなんですか？････････････････････････162

Index ･･164

CONTENTS

I. プライマリケア医に必要な神経症状の診かた

1. プライマリケアにおける神経の診かたとは？

Key Question 1-1
プライマリケア医は神経症状を訴える患者をどのように診るべきですか？

Key Question 1-2
プライマリケア医が神経症状を診る際に求められる診療スキルとはなんですか？

Key Question 1-3
3-step diagnosis とは，どのようなものですか？

Key Question 1-1	プライマリケア医は神経症状を訴える患者をどのように診るべきですか？

— プライマリケアの 3C (critical, common, curable) 疾患を念頭に対応します.
- 必ず, 第一に, critical disease の可能性を検討し, 少しでもその可能性があれば, 直ちに神経専門医に紹介します (確定診断は不要です).
- critical disease が否定的な場合は, common disease に合致するかどうか (典型的でない症状があれば, 神経専門医に紹介してよい), あるいは curable disease の可能性はないか, を検討します.

解説：

　神経症状を訴える患者を診る場合も, プライマリケアの 3C 疾患を検討します. 3C とは, critical disease (頻度は必ずしも高くないが, 専門的治療を要する危険な疾患), common disease (頻度の高い一般的な疾患) および curable disease (治療可能な疾患) です.

　例えば, 「頭痛」を訴える患者を診る際には, 第一に critical disease である"二次性頭痛"の可能性がないかどうかを検討します. もし, 少しでも"二次性頭痛"の可能性があれば神経専門医に紹介します. この場合, "くも膜下出血"などとプライマリケアで確定診断までする必要はありません. "突然発症の頭痛"だから"二次性頭痛"を疑って神経専門医に紹介をする, というスタンスでよいのです. もしも, critical disease が否定的と考えられた場合は, common disease である"片頭痛"などに典型的な症状かどうかを確認します. 少しでも典型的でない症状があれば, やはり"二次性頭痛"を疑って神経専門医に紹介するのでもよいのです.

　あるいは, 「めまい」なら, 第一に critical disease である"脳幹・小脳の脳血管障害"の可能性がないかどうかを検討します. もし critical disease が否定的と考えられた場合は, common disease である"良性発作性頭位めまい症 (BPPV) "などに典型的であるかどうかを確認したり, curable disease である"片頭痛性めまい"の可能性がないかを検討していきます.

　このように, それぞれの神経症状の 3C 疾患を知っておくことが必要です.

> ## Key Question 1-2　プライマリケア医が神経症状を診る際に求められる診療スキルとはなんですか？
>
> ― プライマリケア医に求められるスキルは以下の2つです．
> ・ 問診力：critical disease を見逃さないための病歴聴取ができること
> ・ 神経診察力：意識障害と脳卒中に対する神経診察ができること

解説：

　神経難病などを診断するには，神経解剖学や症候学などの膨大な知識や正確な神経学的所見をとれるスキルが要求されます．しかし，プライマリケア医に必要な「頭痛」や「めまい」といったコモンな症状を診るためのスキルは，決してそのようなものではありません．日頃遭遇するコモンな神経症状を診る際に，プライマリケア医に要求されるスキルは，2つあると考えます．1つめは，『問診力』，2つめは，『神経診察力』です．

　神経症状を診るには，"神経学的所見" をとることが重要と思われている方が多いと思いますが，実はなによりも大切なこと・最重要なことは，詳細な病歴聴取です．

　例えば，「頭痛」を訴える患者に対して，項部硬直という "神経学的所見" をとって陰性でも，くも膜下出血を完全に否定することはできません．くも膜下出血初期には髄膜刺激徴候は認められません．それよりも，『突然発症した』という "病歴" をきちんと確認できるほうが診断には重要です．

　あるいは，「めまい」が一過性に認められたが診察時に症状が治まっている場合，"神経学的所見" をとって問題がなくても，心配ないと言えません．『めまいの最中に，顔がじんじんしびれていた』という "病歴" が聴取できれば，脳幹の TIA を疑うことができ，脳梗塞への予防対策も可能性となります．このように，"神経学的所見" よりも "病歴" のほうが重要と言え，脳神経内科医（神経内科医）[注1]は常日頃から詳細な病歴聴取を心がけています．プライマリケア医としては，まずは本書で記載したコモンな症状に対する Red Flags の確認をするなど critical disease を見逃さない病歴聴取ができれば良いと思います．

注1　日本神経学会は，学会として標榜診療科名を「神経内科」から「脳神経内科」に変更することを決定しました．それに従い，本書でも「脳神経内科」「脳神経内科医」と記載します．

次に，２つめの『神経診察力』について述べます．プライマリケアにおいて求められる神経診察力は，第一に緊急を要する病態に対するものです．即ち，「意識障害」と「脳卒中」に対する神経診察力は身につけておくべきです．特に「意識障害」患者の神経診察は，意識のある患者に対する神経診察とはストラテジーが異なります．プライマリケア医は，まずは本書で示した「意識障害」患者と「脳卒中」患者の神経診察を習得できれば良いと思います．

Key Question 1-3　　3-step diagnosis とは，どのようなものですか？

― 神経疾患をベッドサイドで診断する際の方法を 3-step diagnosis と言います．

- ・ Step 1：病変部位を推測する
- ・ Step 2：病因を推測する
- ・ Step 3：Step 1 と 2 をもとに暫定診断をする

解説：

　神経疾患を診断する際に，脳神経内科医は 3-step diagnosis を行います．この考え方を知っておくことは，プライマリケアにおいても参考になると思いますので，紹介しておきます．

　Step 1 では，「神経症状の責任部位がどこにあるか」を推測します．例えば，"急性発症の顔面を含めた右麻痺" の患者を診る場合，"顔面を含めた右麻痺" という症状から責任部位を大脳（左側）と推測するのです．

　Step 2 では，「神経症状の病因がなんであるか」を推測します．例えば，先ほどの患者の場合，"急性発症" という経過から病因を血管性と推測するのです．

　最後に Step 3 として，Step 1（大脳病変）と Step 2（血管性）を合わせて，脳卒中と暫定診断するのです．

　ところで，Step 1 に必要なものは，「右手足に力が入らなくなった．」と聴ける『問診力』や，右片麻痺を確認できる『神経診察力』になります．また，Step 2 に必要なものは，「日中活動時に急に力が入らなくなった．」という経過を聴ける『問診力』です．

　このように，『問診力』と『神経診察力』にてベッドサイドにおいて暫定診断を行い，その診断に基づいて画像検査を選択し，確定診断をしていくのです．決して当てずっぽうで画像検査をして診断をしていくのではありません．

CONTENTS

II. 非神経専門医にも必要な神経診察法（手技篇）

2. 意識障害患者の神経診察はこうする

Key Question 2-1
意識障害患者の神経学的診察はどのようにしますか？
Key Question 2-2
意識レベルはどう診ますか？
Key Question 2-3
髄膜刺激徴候はどう診ますか？
Key Question 2-4
麻痺の有無はどう診ますか？
Key Question 2-5
眼の診察はどうしますか？

Key Question 2-1　意識障害患者の神経学的診察はどのようにしますか?

― 意識レベルそのものの評価とともに，髄膜刺激徴候や局所性神経症状の有無を確認します.
① 意識レベルの評価 (JCS, GCS)・姿勢の観察
② 髄膜刺激徴候
③ 運動麻痺の有無
④ 眼の診察 (瞳孔・眼位・眼球運動)

解説:

　意識障害患者の神経学的診察は，意識のある患者に対する通常の神経学的診察とはストラテジーが全く異なります. プライマリケアでは，まずは意識障害患者の診察技術を習得することが重要と考えます.

　意識障害患者の神経学的診察では，まずは意識レベルそのものを評価します. 次に，意識障害の原因疾患を鑑別するために髄膜刺激徴候を伴うか，局所性神経徴候を伴うかを調べます. また，脳ヘルニアのチェックや病変部位の推測のために眼の観察をします.

　意識レベル評価には JCS と GCS が用いられます (➡ KQ 2-2). 姿勢の観察も意識レベルの評価に含まれるといってよく，除皮質硬直と除脳硬直の肢位があります. いずれの肢位も痛み刺激で誘発され顕著となります.

　髄膜刺激徴候は必ずチェックします. 代表的な徴候として，項部硬直と Kerning 徴候があります (➡ KQ 2-3). これらが見られた場合，くも膜下出血や髄膜炎の可能性があります. 但し，くも膜下出血の発症数時間以内，真菌性髄膜炎あるいは高齢者では陽性に現れない場合も多いため，徴候が陰性であっても，直ちに完全には否定できません.

　局所性神経徴候の評価として運動麻痺を評価しますが，主に左右差の有無 (片麻痺) を判定します (➡ KQ 2-4). 片麻痺は脳卒中においてみられますが，脳梗塞は意識障害が重度でないことが多く，意識障害が高度な片麻痺患者をみた場合，特に嘔吐を伴っている場合には，脳出血を考えるべきです. その他，くも膜下出血, 単純ヘルペス脳炎, 低血糖などが，意識障害と片麻痺を呈し得ます.

　最後に眼の診察が，意識障害患者において非常に有用な情報を与えます. 眼の症候として，瞳孔 (瞳孔径, 左右不同の有無, 対光反射), 眼位 (共同偏視) および眼球運動を確認します (➡ KQ 2-5). 瞳孔径左右不同・対光反射消失があれば脳ヘルニア (鉤ヘルニア) のチェックが必要となりますし，片麻痺と共同偏視の向きによって病変部位が推定できます.

2. 意識障害患者の神経診察はこうする

Key Question 2-2　意識レベルはどう診ますか？

— Japan Coma Scale (JCS) と Glasgow Coma Scale (GCS) を用いて評価します.

解説:

　意識障害患者の診察はプライマリケア医に必要です.

　意識レベルは, Japan Coma Scale (JCS) あるいは Glasgow Coma Scale (GCS) を用いて評価します. これらのスケールを用いることによって, 他の医療関係者とも意識レベルの情報を共有できます.

　Japan Coma Scale (JCS) (3-3-9 度方式) は, 経験の浅い医師, 看護師や救急隊員でもほぼ同様な覚醒度の判定ができるように簡易化して作られたもので, わが国では汎用されています (表1). JCS は, 意識レベルを, 覚醒 (開眼) している (I:1桁), 閉眼しているが刺激で覚醒 (開眼) する (II:2桁), 刺激しても覚醒 (開眼) しない (III:3桁) の3つにまずは分けます. その後, それぞれの群をさらに3段階にわけて評価します. また, 不穏 (R: Restlessness), 失禁 (I: Incontinence), 失外套状態あるいは無言無動症 (A: Apallic state あるいは Akinetic mutism) があれば, 評価に付け加えます. このように JCS は覚醒度の評価のみならず, 意識内容の変化や亜急性〜慢性期にみられる意識障害の評価にも使えます.

　Glasgow Coma Scale (GCS) は, 国際的にも使用されており, 開眼状態 (E: Eye opening), 最良言語反応 (V: Best Verbal response), 最良運動反応 (M: Best motor response) の3つのカテゴリーでそれぞれ評価します (表2). E は1〜4点, V は1〜5点, M は1〜6点で評点化し, 合計します. GCS では, 最良が15点, 最重症が3点となります.

　姿勢の観察も意識レベルの評価に含まれるといってよく, GCS の M にも記載されています. 除皮質硬直 (M3 に相当) と除脳硬直 (M2 に相当) の肢位があります (図1). 除皮質硬直は, 両側の Wernicke-Mann 肢位であり, 大脳半球の広汎な障害で生じます. 除脳硬直は, 中脳レベルまでの障害で生じます. 予後不良を示唆しますが, 除脳硬直があれば脳死ではありません. 脳死では M1 となります (GCS 3点, JCS III-300). いずれの肢位も痛み刺激で誘発されることが多いです.

　意識障害を認める場合は, 脳幹 (脳幹網様体), 両側大脳皮質のいずれかあるいは両者が障害された病態が生じていると考えられます. 従いまして, 次のステップは脳幹が障害されている徴候があるかどうかをみることが重要になってきます. 例えば, 対光反射や頭位変換眼球反射 (人形の目試験) などで脳幹機能を評価します (➡ KQ 2-5).

表1　Japan Coma Scale（JCS）

Ⅲ. 刺激をしても覚醒しない状態（3桁の点数で表現）
(deep coma, coma, semicoma)

300. 痛み刺激に全く反応しない
200. 痛み刺激で少し手足を動かしたり顔をしかめる
100. 痛み刺激に対し，払いのけるような動作をする

Ⅱ. 刺激すると覚醒する状態（2桁の点数で表現）
(stupor, lethargy, hypersomnia, somnolence, drowsiness)

30. 痛み刺激を加えつつ呼びかけを繰り返すと辛うじて開眼する
20. 大きな声または体を揺さぶることにより開眼する
10. 普通の呼びかけで容易に開眼する

Ⅰ. 刺激しないでも覚醒している状態（1桁の点数で表現）
(delirium, confusion, senselessness)

3. 自分の名前，生年月日が言えない
2. 見当識障害がある
1. 意識清明とは言えない

注 R：Restlessness（不穏），I：Incontinence（失禁），A：Apallic state または Akinetic mutism
たとえば 30R または 30 不穏とか，20I または 20 失禁として表す．

表2　Glasgow Coma Scale（GCS）

1. 開眼（eye opening, E）	E
自発的に開眼	4
呼びかけにより開眼	3
痛み刺激により開眼	2
なし	1
2. 最良言語反応（best verbal response, V）	**V**
見当識あり	5
混乱した会話	4
不適当な発語	3
理解不明の音声	2
なし	1
3. 最良運動反応（best motor response, M）	**M**
命令に応じて可	6
疼痛部へ	5
逃避反応として	4
異常な屈曲運動	3
伸展反応（除脳姿勢）	2
なし	1

正常では E，V，M の合計が 15 点，深昏睡では 3 点となる．

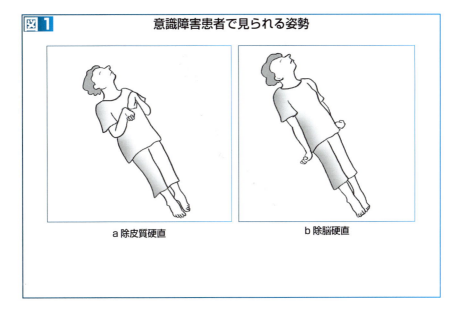

図1 意識障害患者で見られる姿勢

a 除皮質硬直　　b 除脳硬直

文献:
- 廣瀬源二郎:意識障害の診かた. 平山惠造監修, 廣瀬源二郎, 田代邦雄, 葛原茂樹編集. 臨床神経内科学 改訂6版. pp17-29. 南山堂. 2016.
- 太田富雄, 和賀志郎, 半田肇, 他:急性期意識障害の新しいgradingとその表現法.(いわゆる3-3-9度方式) 第3回脳卒中の外科研究会講演集 1975; pp61-69)
- Teasdale G, Jennett B: Assessment of coma and impaired consciousness. A practical scale. Lancet 1974;2:81-84)

Key Question 2-3　髄膜刺激徴候はどう診ますか？

— まずは項部硬直と Kernig 徴候を確認することが大切です.

その他
・jolt accentuation

解説：

　髄膜刺激徴候は，意識障害患者や頭痛を訴える患者において，必ずチェックすることが望まれます．陽性であった場合は，くも膜下出血や髄膜炎などが鑑別に挙ります.

　髄膜刺激徴候には，古典的な項部硬直，Kernig 徴候の他，比較的新しいものとして jolt accentuation があります．それぞれの徴候における感度・特異度に関する報告は様々なものがあり，どの徴候が優れているかを断定できないので，プライマリケアでは，まずは古典的な項部硬直と Kerning 徴候を確認しておくことが重要だと思います.

　項部硬直や Kernig 徴候は，意識障害がある人でも診ることができます.

　項部硬直は，他動的に患者の頭部を最初は左右に回旋させ，その後前方に屈曲させ，左右回旋では抵抗がないが，前屈に際して抵抗があり屈曲制限を認める場合を陽性と判断します (図1)．これは，前屈時に髄膜を貫通している神経が刺激されることにより頸部伸筋が反射的に収縮するために生じるものです．従って，後頸部に手をあてておくと，前屈時に後頸筋の筋収縮を掌で確認できることがあります．また，ある程度の速さで前屈を行うほうが陽性を確認しやすいです．著明な場合は，背中に板が入っているかの如く，頭部を前方に屈曲させようとすると体ごと持ち上がってきます．なお，もし左右回旋でも抵抗がある場合は，パーキンソン病患者にみられるような頸部の固縮の可能性があります．前方屈曲だけでなく，左右回旋も必ず行うことが重要です.

　Kernig 徴候は他動的にまず患者の股関節を90度屈曲させ，次に膝関節を90度の状態から135度まで伸展させてときの抵抗をみます．もしも，135度まで伸展できない場合を陽性と判定します (図2)．この機序も項部硬直と同様と考えられます.

　意識がある人でしか診ることができない髄膜刺激徴候として jolt accentuation があります.

　jolt accentuation は，患者自身で頭部を左右に振ってもらい頭痛が増強するかどうかをみます (図3)．1秒間に2, 3回程度の速さで振ってもらい，痛み

が増悪する場合を陽性とします．患者の協力が必要ですが，座ったままで行える利点があります (KQ 5-5 も参照).

図1　項部硬直のみかた

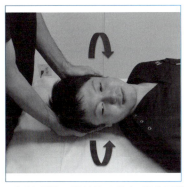

a 左右に回旋：枕は外しておく．患者の頭部を両手で保持し左右に回旋させて抵抗を確認する．

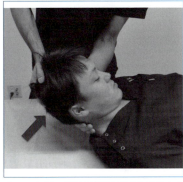

b：ついで，患者の頭部を前方に屈曲させて抵抗を確認する．この際，片方の手を患者の後頸部にあて頸部伸筋の反射性の収縮も確認する．

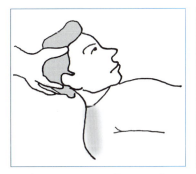

c 正常：下顎が前胸部に付くまで屈曲できる．明らかな抵抗はない．

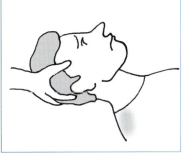

d 髄膜刺激症状あり：頭部を持ち上げるときのみ明らかな抵抗や疼痛がある．

図2　Kernig 徴候のみかた

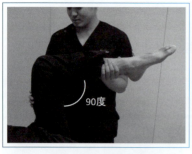
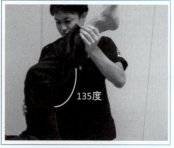

a：まず，患者の股関節を90°屈曲させ，膝関節も90°の角度に保持する．

b：その状態から，患者の膝関節が135°になるように伸展させて抵抗を確認する．

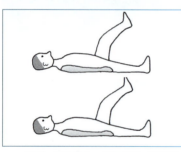
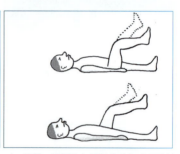

c：正常；膝はスムーズに伸び，膝関節の角度は135°以上となる．

d：異常；両側とも抵抗により135°以上伸展できない．

図3　Jolt accentuation のみかた

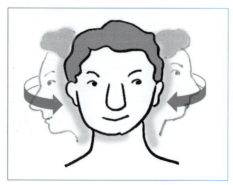

患者自身で頭部を左右に振ってもらい，頭痛が増強するかどうかを見る．
1秒間に2〜3回程度の速さで振ってもらい，痛みが増悪する場合を陽性とする．

Key Question 2-4　麻痺の有無はどう診ますか？

― 意識障害や失語を認める患者には，以下の方法で片麻痺を判定します．
意識がある患者では，Barré 徴候や Mingazzini を調べます．

- 自発運動の観察
- 痛み刺激に対する動きの観察
- dropping test
- Babinski 徴候

解説：

　運動麻痺には四肢麻痺や対麻痺もありますが，まずは片麻痺の有無を判定できることが必要です．急性発症の片麻痺は，第一に脳卒中を考えます．

　意識障害や失語がある患者では，口頭命令に従えないため，以下の4つの方法で片麻痺を判定します．

1) 自発運動の観察：麻痺側では自発的な動きが減っています (図1).
2) 痛み刺激に対する動きの観察：痛み刺激を与えたときの逃避運動の左右差を観察します．なお，下肢では脊髄自動反射によって屈曲することがあります．この動きがあることはかえって麻痺側であることを示唆しますので，見誤らない注意が必要です．
3) dropping test：両上肢を他動的に挙上してから離す arm-dropping test および両下肢を他動的に挙上してから離す leg-dropping test があります．麻痺側では速やかに落下しますが，健常側ではゆっくりと落下したり，途中で止まったりします (図2, 3).
4) Babinski 徴候：陽性になれば，錐体路障害を示唆します (図4).

　意識がある患者での片麻痺を診る方法として，軽度の麻痺を調べるには所謂上肢 Barré 徴候（試験）と Mingazzini 徴候（試験）が有用です．

　上肢 Barré 試験は，手掌を上向きにして上肢を挙上させ，閉眼をうながし，麻痺側上肢が回内・落下するのを観察します (図5).

　Mingazzini 試験は，背臥位のまま，股関節と膝関節をそれぞれ90度屈曲した位置にさせ，麻痺のある側の下腿が落下していくことを確認します(図6).（これらの冠名徴候は誤用であると指摘されていますが，我が国においても世界的にも使用されている従来の慣用に従っています．）

　なお，重症～完全麻痺の存在は，「両手を挙げて」「手を握って」などと口頭で命令して動かしてもらえば，一側が動かないのは容易に確認できます．

文献：
- 福武敏夫：錐体路障害の徴候 Barré 試験と Mingazzini 試験．脊椎脊髄ジャーナル 28: 246-253, 2015.

図1　自発運動の観察

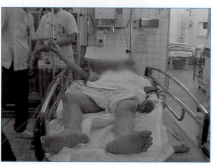

麻痺側（左側）では，自発的な動きが減ってくる

図2　Arm-dropping test

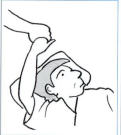
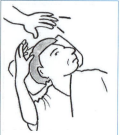
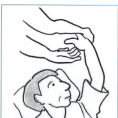
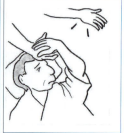

上肢を他動的に挙上して離すと，患側（左）上肢は速やかに落下する．なお，上肢が落下する際，顔面を打たないように配慮している．

図3 Leg-dropping test

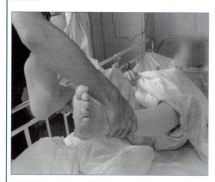
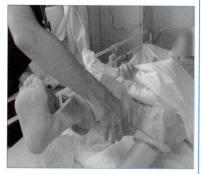

両下肢を挙上して離すと，麻痺側の左下肢は速やかに落下する．

図4 Babinski徴候のみかた：陽性は，椎体路障害を示唆する

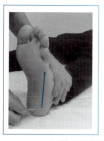
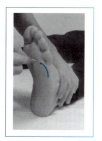
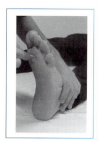

正常：正常者では，足趾が軽く底屈する．正常な足底反射が生じる．

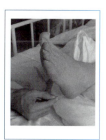
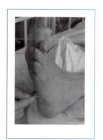
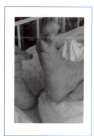

異常：脳梗塞患者．足趾は背屈し，特に母趾が強く背屈する．

上肢 Barré 試験；

b：7X 歳男性．上肢を回外位にし手指を閉じて伸展した状態で閉眼させると，右上肢は肘関節がわずかに屈曲し，前腕が軽度回内し，手指が屈曲してくる．上肢は落下はしていないが，軽度の上肢 Barré 徴候と判断し，脳梗塞が判明した．

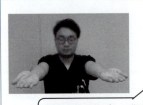

両手を前に伸ばして指を閉じてください．手のひらを上にしてください．
そのままの姿勢で目をつぶってください．

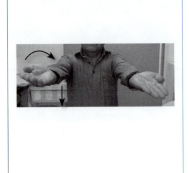

a 正常；Barré 徴候陰性．姿勢を維持できる．

b 異常；Barré 徴候陽性．麻痺側の腕が回内しながら下降してくる．

Mingazzini 試験

背臥位で股関節と膝関節を直角として下肢を挙上させる．右下腿の下降が見られ，陽性を示す．

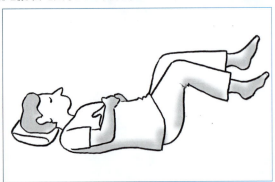

Key Question 2-5　　眼の診察はどうしますか？

― 瞳孔，眼位および眼球運動を観察します．

- ・　瞳孔（瞳孔径，左右不同の有無，対光反射）
- ・　眼位（共同偏視）
- ・　眼球運動（眼球運動制限・複視），頭位変換眼球反射

解説：

　脳幹には，意識レベルを維持するために必要な“脳幹網様体”が存在するほか，呼吸や循環などの生命機能の中枢が存在するため，意識レベル（覚醒）や生命維持において大変重要です．脳幹機能の評価は，意識障害患者において責任病巣の推定や脳ヘルニアのチェックのために必須であり，脳幹反射を含めた脳神経の評価にて行います．主な脳幹反射には，対光反射，角膜反射，毛様脊髄反射（正確には脳幹反射ではないのですが，日本の脳死判定の7つの脳幹反射には含まれてしまっています），頭位変換眼球反射，前庭反射，咽頭反射および咳反射があります．プライマリケアでは，対光反射や頭位変換眼球反射の評価ができることが望ましいと思います．

　以上をふまえて，眼の診察について述べます．

　まず，眼位ですが，共同偏視の有無を確認します（**図1**）．片麻痺があって，かつ，片麻痺と反対側に向かう共同偏倚（共同偏視）があればテント上の病変であることが示唆されます．例えば，右テント上病変では，左片麻痺と右への共同偏倚（＝左への注視麻痺）が生じます．このように眼位が病巣側に偏倚することを“病巣をにらむ”と呼んでいます．もしも，片麻痺と同側に向かう共同偏倚があれば，脳幹障害を意味します．すなわち，脳幹右側，より正確には橋の右側の病変では，左片麻痺と左への共同偏倚が生じ得ます．但し，脳出血の急性期や部分てんかんの発作時で刺激性病変となる場合には，テント上病変でも病巣と反対側に向かう共同偏倚を示します．その他，一側眼が上外斜位，他側眼が下内斜位となっているもの（視軸に対して眼球が垂直方向にずれて一眼が他眼より上に偏位しているもの）を斜偏倚 (skew deviation) と呼び，脳幹病変が示唆されます（**図2**）．また，眼球のゆるやかな左右への振子様運動をみることがあり，これは眼球彷徨 (roving eye movement) と呼ばれ，脳幹障害がないことを意味します．即ち，代謝性脳症のような両側大脳皮質の障害による意識障害などが示唆されます．

　眼球運動は，意識のある人では，注視をさせた時の眼球運動制限や複視の有

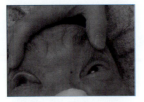

図1 右への共同偏視

片麻痺があって,かつ片麻痺と反対側に向かう共同偏視があればテント上の病変であることが示唆される.

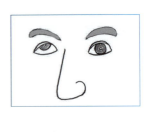

図2 斜偏倚 (skew deviation)

坐位したときに垂直方向の眼球偏位がある.片側ずつ観察すると偏位がよくわかる.

無で判定しますが,意識障害患者では命令に従って眼を動かすことができません.その場合に眼球運動をどうしても判定したい場合には,脳死判定にも用いられる,頭位変換眼球反射 (oculocephalic reflex; OCR) と前庭眼反射 (vestibule-ocular reflex;カロリックテスト) を用いることができます.OCR は,頭を受動的に動かすとき眼が元の視線の位置にとどまる反射です (図3).頭を回旋させることにより,内耳の内リンパ液の動きが誘発され,その情報が前庭神経に入力し,脳幹を経て,動眼・外転神経に出力される反射です.実際には意識障害患者の頭部を素早く右や左に回旋させたときに視線が最初に向いていた方向にとどまっているかどうか(即ち,回旋によって眼が対側に十分偏倚するかどうか)をみます.脳幹障害があれば,この反射はみられないので,頭を回旋させた方向に視線も向きます(即ち,眼球の左右への偏倚はみられません).

ちなみに,OCR をみることを人形の目試験とも呼びます.OCR が認められた場合,OCR 陽性と評価し,人形の目現象も陽性と判断します.こんな人形は見たことがないので,不思議に思いますが,フランス人形のような目が動く人形のことだと思います.なお,この OCR を評価する際には,頚椎損傷,あるいは椎骨動脈解離がないことを確認しておくことが必要です.OCR によって頚椎損傷が増悪するおそれがありますから,頚椎損傷や椎骨動脈解離を否定できない患者では施行しないなど注意が必要です.

前庭眼反射は,カロリックテストにより評価します (図4).患者の一側の外耳道に冷水又は温水(通常は冷水)を注入した際に生じる眼球運動を観察します.冷水を注入すれば両眼が注入側に向かって動きます.「冷たいと離れる」で注入の反対側に向かって動くと覚えている人も多いかもしれませんが,反対

図3 頭位変換眼球反射（oculocephalic reflex: OCR）

頭を受動的に動かすとき眼が元の位置にとどまる反射．

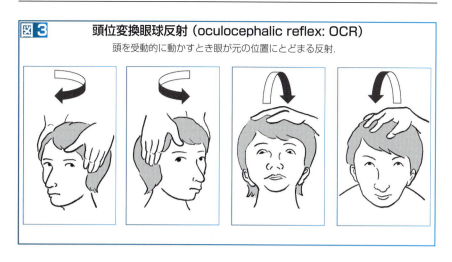

図4 カロリックテスト

外耳道に冷温水を注入すると，温度差で外側半規管内のリンパ液が対流し，眼振が起こる．

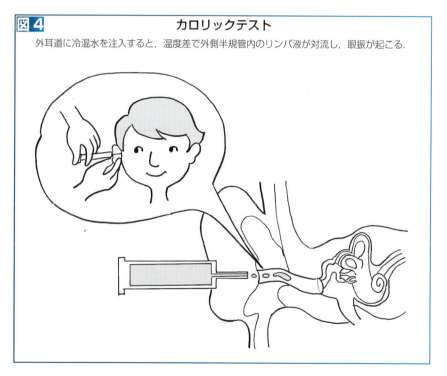

側に向かうのは眼振，すなわち眼振の急速相です．急速相は意識のある人でないと起こらないので，意識障害患者では，注入側に向かう緩徐相のみが起こるのです．温水を注入すればその逆となります．脳幹障害があれば，カロリックテストをしても前庭眼反射はみられず，眼球は動きません．

瞳孔では，まずは瞳孔の大きさ及び左右差を確認し，その後対光反射の有無を確認します．瞳孔径は一般に 3 mm 前後であり，5 mm 以上を散瞳，2 mm 以下を縮瞳と判定します．左右差が 1 mm 以上あれば病的な左右差と判定します．高齢者では縮瞳している場合があり，眼科手術や点眼薬使用で左右差を生じる場合があります．対光反射の入力は視神経 (II) で，中脳 (Edinger-Westpahl 核) を経て，出力が動眼神経 (III) ですので，対光反射消失はこの経路のどこかに障害があることを示します．

両側散瞳・対光反射消失ならば両側動眼神経 (III) の障害であり脳幹機能障害が示唆されます．心肺停止（無酸素脳症）の急性期，あるいは，脳死にまでおちいっている時にはこの所見となります．片側散瞳・対光反射消失ならば，一側動眼神経障害です．意識レベル低下患者にこの所見が認められた場合，鉤ヘルニア（側頭葉の鉤が天幕切痕から脱出して中脳を圧迫する脳ヘルニア）の可能性がある重要な救急徴候となります．意識障害の原因が内頸動脈・後交通動脈分岐部 (internal carotid-posterior communicating: IC-PC) 動脈瘤に伴うくも膜下出血である場合もこの所見をとります．

その他，眼の観察では，可能であれば眼底鏡を用いてうっ血乳頭の有無を見ることができればよいとは思います．

文献：

- 廣瀬源二郎：意識障害の診かた．平山惠造監修，廣瀬源二郎，田代邦雄，葛原茂樹編集．臨床神経内科学　改訂 6 版．pp17-29. 南山堂 2016.
- 葛原茂樹：脳死と植物状態の診かた．平山惠造監修，廣瀬源二郎，田代邦雄，葛原茂樹編集．臨床神経内科学　改訂 6 版．Pp30-39. 南山堂 2016.
- 廣瀬源二郎：瞳孔・眼球運動障害の診かた．平山惠造監修，廣瀬源二郎，田代邦雄，葛原茂樹編集．臨床神経内科学　改訂 6 版．Pp121-131. 南山堂 2016.

CONTENTS

II. 非神経専門医にも必要な神経診察法（手技篇）

3. 脳梗塞患者の神経診察はこうする

Key Question 3-1
脳梗塞患者の神経学的診察はどのようにしますか？
Key Question 3-2
脳梗塞患者の評価スケールにはどのようなものがあり
ますか？
Key Question 3-3
言語の評価はどうしますか？

Key Question 3-1　脳梗塞患者の神経学的診察はどうしますか？

— 脳梗塞と考えられる患者では以下の徴候の有無を確認します.

① 片麻痺

② 顔面麻痺

③ 言語：失語・構音障害

④ 共同偏視

⑤ 同名半盲

解説：

　脳梗塞を疑う所見としては，急性発症の片麻痺，顔面麻痺，失語及び構音障害があります (➡ **KQ 10-1**「**3つのヘン**」).

　したがいまして，急性発症の経過から脳梗塞が疑われる患者に対しては，これらの所見を確認していきます.

　片麻痺の診かたは意識障害患者の神経診察において記載しました (➡ **KQ 2-4**).

　もし脳梗塞評価スケールを用いて評価する場合は少しだけ診察方法が異なります (➡ **KQ 3-2**). 片麻痺を診たら，まずは脳卒中と考えるのがプライマリケア医に何よりも必要なことです. 片麻痺があれば，脳の病変を考え，最も多い原因としての脳梗塞・脳出血を第一に考えます. 脳由来の片麻痺のその他の原因としては，てんかん発作後の Todd 麻痺もあります. もし，意識レベルが3桁のような高度な意識障害があれば低血糖やくも膜下出血などもあり得ます. いずれにせよ，片麻痺があれば，直ちに"神経専門医"に紹介でよいと思います.

　次に，顔面麻痺の有無を確認します. 口をイーあるいはウーとさせて左右差を確認します. 次に目を閉じさせて睫毛の隠れ方などで閉眼の左右差を確認します. 最後に額にしわ寄せをさせて左右差を確認します (**図 1**). 中枢性の顔面麻痺では口や閉眼での左右差を認めますが額のしわ寄せの左右差は認めません (**図 2**). 前頭筋は両側の中枢から支配を受けているので，一側大脳半球障害のみでは麻痺を呈さないからです. 一方，額のしわ寄せまで左右差を認める場合は末梢性の顔面麻痺と考えられます (**図 3**). 末梢性顔面麻痺が脳梗塞でおこることはまれで，ベル麻痺（やRamsey-Hunt 症候群）を第一に考えることになります. 意識障害や失語で命令に従えない患者でも，安静時の口角・鼻唇溝の左右差や，痛み刺激を与えて生ずるしかめっ面での顔の動きの左右差を見ることで，顔面麻痺が判定できます.

　実はほとんどの脳病変（脳梗塞）に伴う片麻痺では，片麻痺と同側に中枢性の顔面麻痺も伴うのです. 即ち，顔面を含む片麻痺は，原因が脳であることを示唆する重要な所見となるのです. 顔面麻痺を伴わない片麻痺だけの所見は，頸髄の

図1　顔面筋の評価

a 笑筋	b 眼輪筋	c 前頭筋
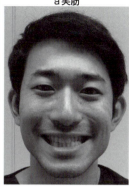	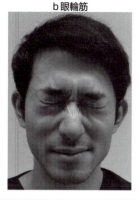	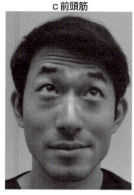

図2　中枢性顔面麻痺

a 前頭筋	b 眼輪筋	c 笑筋
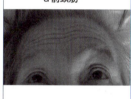	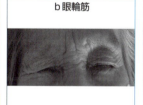	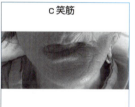

9X歳女性．(c) 笑筋は，左のひきが弱く，(b) 眼輪筋も左で睫毛の隠れ方が少ないが，(a) 前頭筋では額のしわ寄せに左右差を認めない．中枢性の顔面麻痺（左側）の所見であり，脳梗塞によるもの．

図3　末梢性顔面麻痺

a 前頭筋	b 眼輪筋	c 口輪
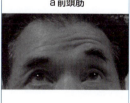	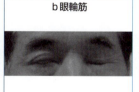	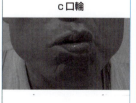

6X歳男性．(c) 口輪筋は，右の収縮が弱く，(b) 眼輪筋も完全に閉眼できず，閉眼時に眼球が上転するBell現象のため白目が見えている．(a) 前頭筋も額のしわ寄せに左右差を認める．末梢性の顔面麻痺（右側）の所見であり，ベル麻痺によるもの．

障害でも生じる可能性があるものでこれについては後述します.

言語（失語・構音障害）（→ KQ 3-3）に問題があれば，やはり脳が原因だと考えます．失語を伴う場合は，左中大脳動脈領域に病変があることを意味します．前頭葉の Broca 野も側頭葉の Wernicke 野も左中大脳動脈領域に存在するからです．失語の有無は物品呼称 (naming) を調べるべきです．構音障害も，原因が脳であることを示唆する所見です．

顔面麻痺も言語障害も伴わない片麻痺だけというのは，脳病変（脳梗塞）としては非典型的であり，稀な疾患である頸椎硬膜外血腫に注意すべきです．もしも，この疾患を脳梗塞と間違えて rtPA を投与すると増悪するため，重要な"stroke mimic"として認識しておくべきです．

片麻痺があり，麻痺と反対側に両眼の"共同偏倚（共同偏視）"（→ KQ 2-5）がみられる場合には，テント上の大きな病変が存在することを意味します．上下肢運動の経路と眼球運動の経路は離れているので，ラクナ梗塞では通常同時に障害はされないため，共同偏視を伴う片麻痺は，大きな病変と考えられます．

片麻痺に"同名半盲"を伴う場合も，やはり中大脳動脈領域に病変があることを意味します．頭頂葉・側頭葉皮質下での視放線の広汎な障害によるものです．後大脳動脈領域の病変でも"同名半盲"は生じ得ますが，通常麻痺は伴いません．視野の確認は，対座法で指が動いているかどうかを両眼を開けた状態で左右上下 1/4 ずつの視野で確認します (図 4)．

上記のような片麻痺と"失語"，"共同偏視"あるいは"同名半盲"を伴う場合，いずれも大きな病変と考えられますので，脳梗塞のタイプとしてはラクナ梗塞ではないと推測されます．最も起こりやすいのは心原性脳塞栓であり，発症様式が突然発症であれば，その可能性が高いと考えられます．

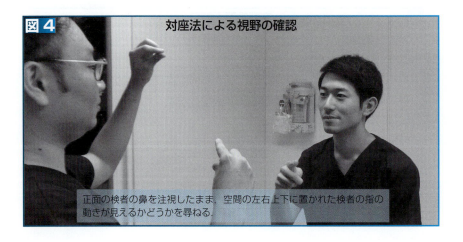

図4 対座法による視野の確認
正面の検者の鼻を注視したまま，空間の左右上下に置かれた検者の指の動きが見えるかどうかを尋ねる．

Key Question 3-2　脳梗塞評価スケールにはどのようなものがありますか？

— National Institutes of Health Stroke Scale (NIHSS) や倉敷プレホスピタル脳卒中スケール (Kurashiki Prehospital Stroke Scale: KPSS) があります.

解説：

　脳卒中患者を評価するスケールとして，医師が用いる National Institutes of Health Stroke Scale (NIHSS)（**表1**）や救急隊が使用するために考案された倉敷プレホスピタル脳卒中スケール (Kurashiki Prehospital Stroke Scale: KPSS)（**表2**）があります．

　NIHSS は臨床現場ではよく用いられており，rt-PA 静注療法における評価の際にも使用されています．NIHSS はリストの順に施行するなど細かい決まりがありますが，非神経専門医であっても rt-PA を施行する場合にはおおよそはできることが望まれます．

　NIHSS や KPSS では，上肢の麻痺を評価する際に，上肢を挙上させますが"手掌を下向き"にして落下・下垂の有無を評価しますので，所謂上肢 Barré 徴候のように"手掌を上向き"にしない点が異なっています (**図1**).

図1　NIHSS における四肢の評価

リストの順に施行するなどの決まりがあるが，非神経専門医であっても，rt-PA を行う場合はおおよそはできることが望まれる．

(a) 右上肢
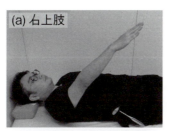

(b) 左上肢
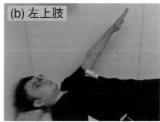

(c) 右下肢
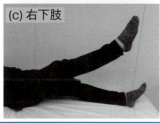

(d) 左下肢
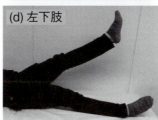

表1

NIHSS	患者名＿＿＿＿＿　評価日時＿＿＿＿＿　評価者＿＿＿＿＿
1a.　意識水準	□0：完全覚醒　　　　□1：簡単な刺激で覚醒 □2：繰り返し刺激，強い刺激で覚醒　□3：完全に無反応
1b.　意識障害 — 質問 （今月の月名及び年齢）	□0：両方正解　　□1：片方正解　　□2：両方不正解
1c.　意識障害 — 従命 （開閉眼，「手を握る・開く」）	□0：両方正解　　□1：片方正解　　□2：両方不正解
2.　最良の注視	□0：正常　　　　□1：部分的注視麻痺 □2：完全注視麻痺
3.　視野	□0：視野欠損なし　□1：部分的半盲 □2：完全半盲　　　□3：両側性半盲
4.　顔面麻痺	□0：正常　　　　　□1：軽度の麻痺 □2：部分的麻痺　　□3：完全麻痺
5.　上肢の運動（右） ＊仰臥位のときは45度右上肢 　□9：切断，関節癒合 　（点数に加算しない）	□0：90度*を10秒保持可能（下垂なし） □1：90度*を保持できるが，10秒以内に下垂 □2：90度*の挙上または保持ができない □3：重力に抗して動かない □4：全く動きがみられない
上肢の運動（左） ＊仰臥位のときは45度左上肢 　□9：切断，関節癒合 　（点数に加算しない）	□0：90度*を10秒保持可能（下垂なし） □1：90度*を保持できるが，10秒以内に下垂 □2：90度*の挙上または保持ができない □3：重力に抗して動かない □4：全く動きがみられない
6.　下肢の運動（右） 　□9：切断，関節癒合 　（点数に加算しない）	□0：30度を5秒保持可能（下垂なし） □1：30度を保持できるが，5秒以内に下垂 □2：重力に抗して動きがみられる □3：重力に抗して動かない □4：全く動きがみられない
下肢の運動（左） 　□9：切断，関節癒合 　（点数に加算しない）	□0：30度を5秒保持可能（下垂なし） □1：30度を保持できるが，5秒以内に下垂 □2：重力に抗して動きがみられる □3：重力に抗して動かない □4：全く動きがみられない
7.　運動失調 　□9：切断，関節癒合 　（点数に加算しない）	□0：なし　　　　　□1：1肢　　　　　□2：2肢
8.　感覚	□0：障害なし　　□1：軽度から中等度 □2：重度から完全
9.　最良の言語	□0：失語なし　　　□1：軽度から中等度 □2：重度の失語　　□3：無言，全失語
10.　構音障害 　□9：挿管または身体的障壁 　（点数に加算しない）	□0：正常　　　　　□1：軽度から中等度 □2：重度
11.　消去現象と注意障害	□0：異常なし □1：視覚，触覚，聴覚，視空間，または自己身体に対する不注意， 　　あるいは1つの感覚様式で2点同時刺激に対する消去現象 □2：重度の半側不注意 　　あるいは2つ以上の感覚様式に対する半側不注意

表2

(Kurashiki Prehospital Stroke Scale：KPSS)			全障害は 13 点満点	
意識水準	**覚醒状況**			
	完全覚醒		正常 0 点	
	刺激すると覚醒する		1 点	
	完全に無反応		2 点	
意識障害（質問）	**患者に名前を聞く**			
	正解		正常 0 点	
	不正解		1 点	
運動麻痺	上肢麻痺	患者に目を閉じて，両手掌を下にして両腕を伸ばすように口頭，身ぶり手ぶり，パントマイムで指示	運動右手	運動左手
		左右の両腕は並行に伸ばし，動かずに保持できる	正常 0 点	正常 0 点
		手を挙上できるが，保持できず下垂する	1 点	1 点
		手を挙上することができない	2 点	2 点
	下肢麻痺	患者に目を閉じて，両下肢をベッドから挙上するように口頭，身ぶり手ぶり，パントマイムで指示	運動右足	運動左足
		左右の両下肢は動揺せず保持できる	正常 0 点	正常 0 点
		下肢を挙上できるが，保持できず下垂する	1 点	1 点
		下肢を挙上することができない	2 点	2 点
言語	患者に「今日はいい天気です」を繰り返して言うように指示			
	はっきりと正確に繰り返して言える		正常 0 点	
	言葉は不明瞭（呂律がまわっていない），もしくは，異常である		1 点	
	無言．黙っている．言葉による理解がまったくできない		2 点	
合計			点	

文献：

・ Kimura K, Inoue T, Iguchi Y, Shibazaki K；Kurashiki Prehospital Stroke Scale. Cerebrovasc Dis. 2008；25：189-191.

Key Question 3-3 言語の評価はどうしますか？

— 失語の評価と構音障害の評価をします．

失語の評価
- 物品呼称
- 流暢性
- 言語理解
- 復唱

解説：

失語とは，大脳皮質に存在する言語野（運動性言語野＝ Broca 野，感覚性言語野＝ Wernicke 野）やそれらをつなぐ領域（縁上回）の損傷で生じる言語障害のことです．言語の全ての側面（話し言葉と書き言葉）に関わる障害が生じるため，失語では，書字と読字の障害（それぞれ失書，失読という）も伴うことが多くみられます．

失語の診察法（話し言葉に関わる障害の診察法）として，まずは物品呼称 (naming) をさせます．つまり，もの（時計，めがね，携帯電話やボールペンなど）を見せてその名前を言わせます．もしも物品呼称が完璧にできれば失語は否定されます．

自発言語を観察して，流暢か非流暢かを確認します．非流暢ならば運動性言語野の障害と考えられます．

言語理解の評価は，口頭命令に従えるか，yes-no question に正しく no で答えられるかで確認します．言語理解不良なら感覚性言語野の障害が示唆されます．

最後に復唱をさせます．こちらの言ったことを繰り返させます．

失語では，錯語といって"トケイ"が"メケイ"になったり，"トケイ"を"メガネ"と言ったりする間違いが生じます．前者を字性（音韻性）錯語，後者を語性（意味性）錯語といいます．錯語があれば，それは構音障害ではなく失語を意味します．

参考までに失語のタイプを以下に示します.

・タイプ分類
・Broca 失語：非流暢，理解は比較的よい
・Wernicke 失語：流暢，理解は不良．jargon（ペラペラしゃべるが，何を言っているのか皆目わからない状態）
・超皮質性運動（感覚）失語：それぞれ運動（感覚）失語と似ているが，復唱が保たれる
・伝導失語：復唱のみ非常に強く障害されている失語
・健忘失語：物品呼称以外問題がない軽度の失語．様々な失語の回復期にみられる

	物品呼称	流暢性	言語理解	復唱
全失語	×	×	×	×
Broca 失語	×	×	○	×
超皮質性運動失語	×	×	○	○
Wernicke 失語	×	○	×	×
超皮質性感覚失語	×	○	×	○
言語野孤立症候群	×	×	×	○
伝導失語	×	○	○	×
健忘失語	×	○	○	○

　次に，構音障害の評価ですが，口唇音，舌音，口蓋音の発音を確認して行います.
　顔面麻痺がある場合，口輪筋の麻痺のために口唇音が発音しにくくなります.即ち，パ行の発音で空気がもれてしまいます.舌の麻痺がある場合，舌音，すなわちラ行の発音が困難になります.軟口蓋の麻痺があると，口蓋音，すなわちカ行が発音しにくくなります.診察では，「パタカパタカ」と繰り返し言わせて，構音障害の有無を確認する方法がよく用いられます.口唇音，舌音，口蓋音それぞれを評価したい場合には，「パパパパ・・・」「タタタタ・・・」「カカカカ・・・」などと言わせればよいわけです.

CONTENTS

II. 非神経専門医にも必要な神経診察法（手技篇）

4. それ以外の患者の神経診察はどうする？

Key Question 4-1
意識障害患者や脳梗塞が疑われる患者以外の神経学的診察はどのようにしますか？

Key Question 4-2
腱反射の評価はどうしますか？

Key Question 4-3
感覚障害はどう確認しますか？

Key Question 4-4
小脳徴候はどう診ますか？

Key Question 4-5
起立・歩行の評価はどうしますか？

Key Question 4-1　意識障害患者や脳梗塞が疑われる患者以外の神経学的診察は必要ですか？

— 意識障害患者と脳梗塞患者の神経診察だけがプライマリケア医に必要であり，それ以外で，もしもおかしいと思えば神経内科に紹介できればよいと考えます．

解説：

　プライマリケア医に必要な神経診察は，意識障害患者の神経診察と脳梗塞患者の神経診察でよいと考えます．

　それ以外では，変だと思えば全部神経内科に紹介できれば十分だと思います．

　意識障害患者の神経診察（2 章）あるいは脳梗塞患者の神経診察（3 章）で述べた神経診察以外では，腱反射，感覚障害，小脳徴候や起立・歩行などを診るのですが，プライマリケア医にとってはほぼ不要かもしれません．

　まずは病歴聴取をしっかりすることが大切だと思います．

Key Question 4-2　腱反射の評価はどうしますか？

— ギラン・バレー症候群を疑った場合に，明らかに消失しているかどうかを評価します．

解説：

　腱反射は，亢進，正常，あるいは低下・消失かどうかを評価したり，左右差がないかどうかを診ます．

　しかし，日頃使い慣れていない医師にとって，腱反射の亢進あるいは低下の評価はかなり困難だと思います．プライマリケアにおいて腱反射が必要な場合は，ギラン・バレー症候群の可能性を検討するときくらいでいいと思います．ギラン・バレー症候群を疑った患者の腱反射をとって，腱反射が全くでなければ，その可能性がある，と評価できます．

　ちなみに，脳卒中や脊髄障害などでは，中枢性の麻痺が生じていても，急性期にはむしろ腱反射が低下・消失します．従いまして，腱反射が低下・消失しているからといって，必ずしも末梢神経（あるいは筋肉）の障害とは断定できません．このような意味からも，プライマリケアでは腱反射にそれほどこだわらなくてよいと思います．

4. それ以外の患者の神経診察はどうする？　　　　　*33*

Key Question 4-3　　感覚障害はどう確認しますか？

— 診察においては，爪楊枝を用いて痛覚の確認を評価します．

解説：

　病歴で，温度覚の障害の有無を聴くことはできると思います．従いまして，診察の段階では，痛覚の検査を行うことが有用と思います．

　爪楊枝を用いて，痛覚に左右差がないかどうかを確認します．Wallenberg症候群では左右差を認めることがありますので，疑った場合に左右の比較は重要です．

　一方，糖尿病性多発ニューロパチーの場合には，左右ともに低下しているので，左右差はありません．従いまして，足趾と下腿での差がないか，指先と前腕での差がないかどうかを確認します．あるいは，爪楊枝の尖っている側と尖っていない側でチクチクとつついて，どちらが尖っていると感じたかを聴いてみて痛覚低下がないかを確認する方法もあります．

Key Question 4-4　　小脳徴候はどう診ますか？

— 鼻指鼻試験，踵膝試験にて評価します．

解説：

　小脳失調自体の評価はプライマリケアにはほぼ要らないと思われます．

　一応診察方法を述べますと，鼻指鼻試験は，患者の人差し指で自分の鼻と医師の指との間を往復してもらい，正確に目標につくことができるかをみる試験です．小脳障害による運動失調では，目標を行き過ぎることがあります．

　踵膝試験は，患者の片側の脚の踵を反対側の膝にあて，その後すねをすべらせてもらう動作をさせ，正確にできるかどうかを観察します．小脳障害では，やはり踵が膝を行き過ぎたり，すねをすべらせるときにまっすぐいかず落ちてしまったりします．

　これらの試験は，四肢の失調を評価するものです．小脳梗塞では，四肢失調がないことも多いため，これらの試験で異常を捉えることができない場合があります．

Key Question 4-5　起立・歩行の評価はどうしますか？

— 転倒に気をつけながら，必要なら介助しながら，起立・歩行をしてもらい，評価します．

解説：

　プライマリケアにおいて知っておくと有用なことは，「めまい患者において，起立できない・歩けない場合には，小脳梗塞の可能性を検討する必要がある．」ということだと思います．

　急性発症であれば，その他，ギラン・バレー症候群や脳卒中あるいは脊髄病変などの可能性がありますので，神経内科への紹介が望まれます．特に歩行障害が亜急性に進行している頸椎症性脊髄症の患者が，糖尿病や透析などの既往症があるために，糖尿病性ニューロパチーと手根管症候群などと診断されて，しばらく放置されるケースをしばしば経験します．頸椎症では通常手＞足のしびれ感を呈しますが，糖尿病性多発ニューロパチーのしびれは必ず足＞手であり，また歩行障害はよほど末期にならないと呈することはありません．このようなよくわからない患者に遭遇した時には，直ちに脳神経内科医に紹介することが重要です．

CONTENTS

III. よくみる症状への対処（症状篇）

5. 頭痛を診たらどうする？

Key Question 5-1
「頭痛」を訴える患者をみる場合どう診たらよいですか？

Key Question 5-2
「頭痛の Red Flags」は何ですか？

Key Question 5-3　*CASE STUDY (1)*
くも膜下出血を見逃さないためのポイントはなんですか？

Key Question 5-4　*CASE STUDY (2)*
"突然発症"だがくも膜下出血でないと思われる場合にはどのような疾患がありますか？

Key Question 5-5　*CASE STUDY (3)*
髄膜炎を見逃さないためのポイントはなんですか？

Key Question 5-6　*CASE STUDY (4)*
その他（5-3 〜 5-5 以外）の"new headache"で重篤な疾患にはどのようなものがありますか？

Key Question 5-7　*CASE STUDY (5)*
群発頭痛を診断するポイントはなんですか？

Key Question 5-8
三叉神経痛を診断するポイントはなんですか？

Key Question 5-9
上記以外の場合はどう診たらよいですか？

Key Question 5-1　「頭痛」を訴える患者をみる場合どう診たらよいですか？

— 重篤な頭痛を見逃さないことが最も重要であるとの認識で対応します.

① 第一に「頭痛の Red Flags」の有無を確認します. ➡ KQ 5-2
② 「頭痛の Red Flags」が認められる場合, くも膜下出血や髄膜炎の可能性を検討し, 専門医（脳神経外科や脳神経内科）へ紹介します. ➡ KQ 5-3 ～ 5-6
③ 次に, 早期の対応が必要な群発頭痛や三叉神経痛の可能性を検討します. ➡ KQ 5-7, 5-8
④ その後, 片頭痛や緊張型頭痛の可能性を検討します. ➡ KQ 5-9

解説：

"重篤な (critical)" 頭痛（≒二次性頭痛）を見逃さないことが最も重要です.

そのために, 必ず「頭痛の Red Flags」を確認します. もし「頭痛の Red Flags」が認められる場合は, 専門医への紹介が必要です. 二次性頭痛の中でも特に緊急性を要する「くも膜下出血」と「髄膜炎」の可能性を必ず検討することが必要です.

次に, 一次性頭痛の中でも特に早期の対応が必要な「群発頭痛」や「三叉神経痛」の可能性を検討します.

上記疾患が否定的な場合は,（群発頭痛以外の）一次性頭痛と考えられるので, 片頭痛か緊張型頭痛かなどをじっくりと診て判断していくか, 専門医に紹介します.

用語：

・二次性頭痛：頭痛の原因となる何らかの疾患があって発生する頭痛の総称です.
・一次性頭痛：臨床検査上あるいは頭頸部画像検査などで頭痛の原因となる明らかな器質的疾患が存在しない場合の頭痛の総称です. 慢性頭痛の約9割が一次性頭痛であり頻度が高いものです.

Key Question 5-2 「頭痛の Red Flags」は何ですか？

— "突然発症の頭痛" と "new headache" の2つがあります.

① "突然発症の頭痛" とは "頭痛が起こった瞬間に何をしていたかが言える" ものです.

② "new headache" とは "こういう頭痛は初めてと感じる" もの全てです. 頭痛持ちの患者でも,「こんなのはこれまでにはなかった.」と言えばそれは "new headache" です.

解説：

　"頭痛が起こった瞬間に何をしていたかが言える" 場合は, "突然発症の頭痛" と考えられます. "突然発症の頭痛" であれば, たとえ症状が軽くとも「くも膜下出血」の検索が必要です.「くも膜下出血」は激烈な頭痛を認める場合もありますが, 軽症発症の例もあります. "突然発症" であれば全て「くも膜下出血」を疑う必要があります.

　次に, 突然発症でなくても "new headache" は全て検索の対象です. "こういう頭痛は初めてと感じる" ものが, ここ数日, 数週あるいは数ヶ月でもいいですし, "こういう頭痛は初めて" というのは, 強さでも性質でも頻度でもよいです. 患者が「こういう頭痛は初めてです.」「こんなのはこれまでになかった.」と言えば, それはすべて "new headache" として検索すべきです.「慢性頭痛の診療ガイドライン 2013」の二次性頭痛を疑うポイントとして, 9つの項目が挙げられていますが, そのうち②〜⑤, さらには⑥と⑨も "new headache" と考えらます.

「慢性頭痛の診療ガイドライン 2013」の二次性頭痛を疑うポイント

① 突然の頭痛
② 今までに経験したことがない頭痛
③ いつもと様子の異なる頭痛
④ 頻度と程度が増していく頭痛
⑤ 50 歳以降に初発の頭痛
⑥ 神経脱落症状を有する頭痛
⑦ 癌や免疫不全の病態を有する患者の頭痛
⑧ 精神症状を有する患者の頭痛
⑨ 発熱・髄膜刺激症状を有する頭痛

The Washington Manual of Outpatient Internal Medicine の頭痛の Red Flags
- ・新規発症の頭痛
- ・50 歳以降の発症
- ・頭痛のパターンや性質の著明な変化 (頻度↑・強度↑)
- ・随伴症状 (意識障害，麻痺など)
- ・全身疾患の合併 (癌，HIV，他の免疫抑制状態など)
- ・全身症状 (発熱，項部硬直，体重減少)
- ・急速発症の頭痛 ("雷鳴頭痛")
- ・頭部外傷に続発する頭痛

文献：
- ・ 慢性頭痛の診療ガイドライン 2013：監修：日本神経学会・日本頭痛学会，編集：慢性頭痛の診療ガイドライン作成委員会 医学書院　2006.
- ・ Klawiter EC, Sommerville B, Wang L, Schwedt TJ. Neurologic Disorders. In: De Fer TM, Brisco MA, Mullur RS, editors. The Washington Manual of Outpatient Internal Medicine. 1st ed. Philadelphia: Lippincott Williams & Wilkins; 2010. P. 907-944.

Key Question 5-3　くも膜下出血を見逃さないためのポイントはなんですか？

― "突然発症" かどうかを確認します．具体的には "頭痛が起こった瞬間に何をしていたかが言える" かどうかを確認します．

・ 典型的な症状は，「今までに経験したことがない突然の激しい頭痛」ですが，軽症発症で歩いて外来を受診するケースも多いことに留意します．
・ くも膜下出血発症超急性期には項部硬直は認められないため，項部硬直がないからといってくも膜下出血を除外してはなりません．
・ 脳動脈瘤からの major bleeding による重症な頭痛の前に，少量の出血 (minor leak) による警告症状を呈することがあり，見逃さないことが重要です．
・ 頭部 CT，MRI (FLIAR) および腰椎穿刺が有用な検査です．

解説：

　くも膜下出血は脳動脈瘤破裂による場合が多く，予後は不良で総死亡率は25 ～ 53%（わが国は23.4%），治療により後遺症なく社会復帰できるのは3割程度と報告されています．予後を悪化させる最も重要な因子は破裂動脈瘤からの再出血です．再出血は誤診や診断の遅れが原因となることが多いため，的確な診断が重要になります．従って，プライマリケアではくも膜下出血による頭痛に特に注意を払う必要があります．

　くも膜下出血の70 ～ 80% は，「今までに経験したことがない頭痛」と表現されるものであり，そのような場合には必ずくも膜下出血を疑う必要があります．ただ，のこり20 ～ 30% は軽症の場合があり，外来に歩いて受診するので見逃す危険性があります．この場合も突然発症であることがポイントです．くも膜下出血では，major bleeding が生じる前に，少量の出血（警告出血と呼ばれます）を約20% に認めることがあります．この警告出血から major bleeding までの期間は24時間以内と7 ～ 14日と言われています．くも膜下出血の警告出血を見逃さず，予後不良な再出血を生じる前に早期に専門医へ搬送することが重要です．

　疑わしい場合は，一般的にまずは頭部 CT で出血を検索します．頭部 CT で明らかな出血が認められないが疑われる場合は頭部 MRI (fluid-attenuated inversion recovery; FLAIR) を施行し，両者で陰性でも，どうしても疑う時あるいは頭部 MRI が直ちに施行できない場合は，十分な鎮痛鎮静のもとで腰椎穿刺を施行し，髄液のキサントクロミーの有無を確認すべきです．

CASE STUDY (1)

【患　者】	6X 歳，男性
【現病歴】	朝から頭が痛いため，かかりつけ医を受診した．「肩こりはありますか？」と聞かれ，「はい.」と答えたところ，「緊張型頭痛ですね.」と言われた．前日に自宅の松の手入れをしたので，そのためかもしれないと思ったが，「くも膜下（出血）ではないですか？」と質問した．かかりつけ医は，笑って否定した.
【既往歴】	高血圧で降圧薬を内服中

指導医（S）： 日常診療でよくみかける状況かもしれません．肩こりを伴う頭痛ということで，緊張型頭痛と診断されていますが，直ちにそのように診断してよいでしょうか？

研修医（R）： 緊張型頭痛は，頻度が高い common な疾患なので，その可能性は高いと思いますが，やはり「頭痛の Red flags」を確認すべきでしょうか？

S： そうですね．頻度は少なくとも，critical な疾患が潜んでいる可能性がありますから，全ての患者に対して「頭痛の Red flags」を必ず確認すべきだと思います．「頭痛の Red flags」は，"突然発症の頭痛" と "new headache" の 2 つです．

R： "突然発症" かどうかはどのように確認したらよいでしょうか？

S： "突然発症" である「雷鳴頭痛」は 1 分以内にピークに達するものとされています．実際的には，「頭痛が起こった瞬間に，何をしていましたか？」という質問をして，もし何をしていたかが答えられるようなら "突然発症" と考えてよいと思います．さて，この患者ではどうだったのでしょうか．

【現病歴の追加】 朝食を済ませ，台所で昆布茶を飲んだ瞬間，急にどーんと頭と胸にきた．気分が悪いので，2 階に上がって，横になって休んだ．しばらく休んでいると多少は楽になってきたので，妻とともにかかりつけ医を受診した.

S： どうでしょうか？緊張型頭痛の病歴でしょうか？

R： 頭痛が起こった瞬間に何をしていたかが明らかなので，緊張型頭痛ではなく，critical な頭痛の可能性があると思います．

S： そのとおりです．この病歴を聴くことができれば，とても緊張型頭痛とは考えられませんね．いかに病歴聴取が重要かということがわかると思います．

　この患者の経過ですが，緊張型頭痛として帰宅し，深夜にトイレに行こうと

した際に，意識障害を来しました．他院に搬送されたところ，重症くも膜下出血と診断され，残念ながら亡くなられました．やはり，かかりつけ医に受診した際には，くも膜下出血の警告出血が生じていた可能性が高いと考えられます．

かかりつけ医は，多忙な日常診療をされていると思いますが，「頭痛の Red flags」の確認は短時間でできますので，全ての頭痛患者にまずは行うことが重要だと思います．もし，警告出血を見抜き，major bleeding の前に脳動脈瘤の治療ができれば，患者・家族から大変感謝されると思います．

文献：

- 米田浩，鈴木倫：くも膜下出血・解離性動脈瘤．坂井文彦編 新しい診断と治療の ABC 21/ 神経 2 頭痛 改訂版第 2 版．大阪．最新医学社．2011．p 70-76.
- 井川房夫：くも膜下出血の重症度と予後に関する国際比較．
  小林祥泰編．脳卒中データバンク 2015，東京・中山書店，2016．p 160-161.

Key Question 5-4 "突然発症" だがくも膜下出血でないと思われる場合にはどのような疾患がありますか？

— 脳動脈解離などさまざまな器質的疾患があります．徹底した検索のうえで原因となる器質的疾患が全て否定された場合，初めて一次性雷鳴頭痛と診断されます．

① 器質的疾患：頭蓋内疾患（脳動脈解離など），非頭蓋内疾患（心筋梗塞など）
② 一次性雷鳴頭痛

解説：

"突然発症" の頭痛は，「雷鳴頭痛 (thunderclap headache)」とも言われます．「雷鳴頭痛」は突発性に起こり，1分以内に痛みのピークに達するものとされています．

「雷鳴頭痛」の原因は，くも膜下出血 (SAH) の頻度が最も高い (10 〜 25%) のですが，その他さまざまな疾患（**表 1**）によって引き起こされます．これらの鑑別は難しいため，専門医へ紹介すればよいと思います．これらは神経内科医でさえ，しばしば鑑別に苦慮する一群です．

鑑別すべき疾患のいくつかについて以下に述べます．

脳動脈解離では，脳動脈の内弾性板が急激に断裂し血液が中膜平滑筋層内に侵入するため，急性に一側（＝解離側）の頭部，顔面あるいは頸部などの痛みが生じます．血液の侵入により偽腔が形成され，血管狭窄・閉塞を来たし虚血症状を呈する場合（虚血側），外膜が破れてくも膜下出血 (SAH) を生じる場合（出血型）および疼痛以外の神経症候を伴わない場合（無症候）などがあります．

我が国では，内頸動脈系よりも椎骨脳底動脈系の解離が多く，約 68 〜 93% と報告されています．海外の Review では，椎骨脳底動脈解離では 63% が脳卒中，14% が TIA，10% が SAH であったと報告されています．58% にめまい発作，51% に頭痛発作，46% に頸部痛発作を認めたと報告されており，特にめまい発作には留意しなければならないと考えられます．

診断には，頭部 MRI で偽腔や intimal flap を確認したり，MRA で血管の膨隆部と狭窄部が混在する pearl and string sign を確認したり，椎骨動脈の外観を観察する Basi-parallel anatomical scanning (BPAS) 法と組み合わせます．

可逆性脳血管攣縮症候群 (RCVS) では，可逆性の分節状攣縮が脳血管に起こるため，雷鳴頭痛が繰り返し生じます．基本的に予後良好でほとんどが約 2 週間以内に消失しますが，合併症として，SAH，脳梗塞，脳出血などを発症す

ることがあります.

　脳静脈洞血栓症 (CVST) では，静脈還流障害により頭蓋内圧亢進を来すなどにて通常頭痛は数日かけて増悪しますが，時に雷鳴頭痛にて発症します．頭痛のみの場合の他，静脈性梗塞や出血を発症することも多いとされています.

　一次性雷鳴頭痛の病態は十分には解明されていませんが，交感神経系の関与が示唆されています．予後は良好であり，再発も少ないとされています.

表1 雷鳴頭痛を引き起こす疾患（神吉の論文より引用）

くも膜下出血
未破裂脳動脈瘤
頸動脈・椎骨動脈解離
可逆性脳血管攣縮症候群 (RCVS)
下垂体卒中
脳内出血
脳梗塞
脳静脈洞血栓症 (CVST)
特発性低髄液圧症候群
第三脳室コロイド嚢胞
髄膜炎
急性副鼻腔炎
脊髄血管奇形
心筋梗塞
褐色細胞腫

文献：

・ Gottesman RF, et al: Clinical characteristics of symptomatic vertebral artery dissection：a systematic review. Neurologist. 18：245-254, 2012.
・ 神吉理枝：一次性雷鳴頭痛，診断・病態と治療．坂井文彦編．新しい診断と治療 ABC21/ 神経 2．頭痛 改訂版第 2 版．大阪．最新医学社，2011. p 184-190.

CASE STUDY (2)

【患　者】	3X 歳，女性
【現病歴】	X − 5 日の朝からひどい頭痛があった．職場では，頭痛持ちの同僚から「頭痛ぐらいで，しっかりして下さい．」と言われ，ボルタレンを服用して仕事をした．ピルを服用しており，その副作用として頭痛があると記載があったため，そのためかもしれないし，微熱があり午後からは咳もでたので風邪かもしれないと考えて翌日・翌々日もバファリンを服用して働いた．X − 1 日に，携帯メールがうまく打てないことに気づいた．X 日，職場で字がうまく書けないなどの症状があり，病院を受診した．

S： 全ての頭痛患者にまず確認すべきことはなにでしょうか？

R：「頭痛の Red flags」を確認します．つまり，"突然発症の頭痛" かどうか "new headache" かどうかです．

S： そうですね．頭痛診療は，すぐに common な原因である片頭痛や緊張型頭痛などの可能性を検討するのではなく，まずは「頭痛の Red flagas」を確認するという手順が重要ですね．さて，この患者に聴くと，以下のように答えられました．

【現病歴の追加】X − 5 日の朝，通勤電車から駅に降りて少し歩いた時に，急にドーンときた．なぐられたみたいな感じで，その場にうずくまった．10 秒くらいで，少し痛みが減ったので，立ち上がってなんとかタクシーで職場に行った．

S： どうでしょう．

R： 突然発症だと思います．二次性頭痛，なかでもくも膜下出血の可能性があると思います．

S： そうですね．その場の情景が思い描けるくらい聴くことができれば，突然発症だと確信が持てますね．職場の頭痛持ちの同僚の方は，片頭痛があったようで，頭痛と聴いてすぐ自分と同じ頭痛だと思い込まれたのでしょう．自分が片頭痛があっても頑張っているので，患者にも頭痛くらいで頑張りなさいと言われたのでしょう．しかし，これは危険な頭痛の可能性が高い病歴ですね．

S： 頭部 MRI（**図 1**）が施行されましたが，結果はどうでしょうか？

R： くも膜下出血かと思っていましたが，静脈洞血栓症だったのですね．

S：そうですね．"突然発症の頭痛"では，第一にくも膜下出血を考えますが，今回のような静脈洞血栓症でも"突然発症の頭痛"が生じる場合があります．この患者の場合，ピル服用と関連がある可能性があります．いずれにせよ，"突然発症の頭痛"には危険な二次性頭痛が多いため，直ちに専門医に紹介することが必要です．紹介する際には，「二次性頭痛の可能性があるため紹介します．」で十分です．

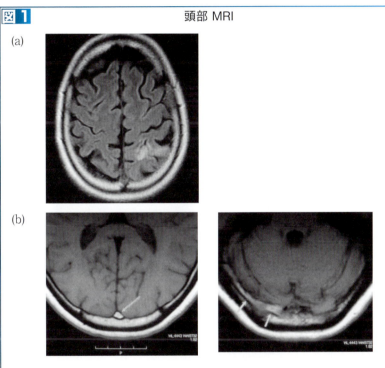

図1　頭部 MRI
(a) FLAIR 像では，左頭頂葉の皮質に高信号域を認める．脳梗塞が考えられる．
(b) T1 強調像では，静脈洞に高信号域を認めた．血栓と考えられる．

Key Question 5-5　　髄膜炎を見逃さないためのポイントはなんですか？

— 発熱を有する場合は髄膜炎の可能性を考え，髄膜刺激徴候を確認します．

① 発熱を有する場合，常に髄膜炎を疑います．
② 発熱を有する場合，必ず髄膜刺激徴候を確認します．
③ 癌，HIV，他の免疫抑制状態など免疫不全の病態がある場合，真菌性髄膜炎を生じ得ますが，この場合髄膜刺激徴候が明らかでない場合もあることに留意します．
④ 髄膜炎の可能性があれば，髄液検査を施行します．— その際，腰椎穿刺の禁忌事項を確認すること．（表 1）

解説：

　頭痛に発熱を伴う場合は，必ず髄膜炎を鑑別すべきです．発熱を伴う頭痛を来す疾患としては，髄膜炎の他，脳炎や脳膿瘍などを見逃さないことが重要です．

　そのためにプライマリケアにおいても必ず髄膜刺激徴候を確認すべきです（KQ2-3 も参照）．髄膜刺激徴候には，古典的な項部硬直，Kernig 徴候や最近よく用いられている jolt accentuation test があります．Jolt accentuation test は，患者に 1 秒に 2 〜 3 回の速さで頭部を水平方向に回旋させるように指示し，頭痛が増悪する現象を陽性とします．

　なお，細菌性髄膜炎では一般に髄膜刺激徴候を認めますが，真菌性髄膜炎では髄膜刺激徴候が明らかでないことも多いです．ステロイド長期服用による免疫抑制状態など免疫不全の病態がある場合，頭痛や発熱がある例ではたとえ髄膜刺激徴候が明らかでなくても真菌性髄膜炎の鑑別は必要になります．

　脳炎では，ヘルペス脳炎が頻度も高く，出来るだけ早い治療が必要となるため早期診断が重要です．ヘルペス脳炎では発熱・頭痛の他に側頭葉の障害のため精神症状を伴い，痙攣を生じることが多いのが特徴です．

　脳膿瘍では髄膜炎を併発しない限り髄膜刺激徴候は認めません．診断には画像検査が有用です．

　上記以外に感冒を初めとして髄膜炎を併発していなくとも頭痛を生じる感染症は多いです．その場合髄液検査は本来不要と考えられます．髄液検査を行うべきかどうかを判断する際，感度の高い髄膜刺激徴候が陰性なら髄膜炎の可能性は低くなるので髄液検査を行わないひとつの目安になると思います．前述のjolt accentuation は当初の報告では感度が 97％ であり，髄膜炎の "除外診断"

に有用とされていましたが、その後の報告では必ずしも感度が高くない（6 %, 21 %, 64 % など）との報告もでています。従って、jolt accentuation が陰性でも必ずしも髄液検査を不要と断定はできないと思われます。また、jolt accentuation の問題点として、特異度が決して高くない（当初の報告では 60%）点があります。しばしば片頭痛でも陽性になります。

いずれにせよ、現時点では髄膜刺激徴候としてプライマリケアでは少なくとも項部硬直は診ておくことが大切と思います。

表1 腰椎穿刺の禁忌事項

1. 頭蓋内の場所占拠性病変による脳ヘルニアが疑われるとき（頭蓋内圧と脊髄クモ膜下腔内の髄液圧の均衡が破れる）例：脳腫瘍
2. 急性の脊髄圧迫性病変が疑われるとき（髄液圧の平衡が破れ、脊髄圧迫が急激に進行する）例：硬膜外腫瘍・膿瘍・血腫
3. 穿刺部位の感染巣
4. 出血傾向

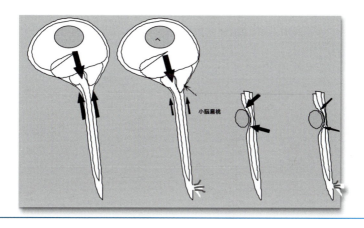

文献：
- Tamune et al. Absence of jolt accentuation cannot accurately rule out meningitis in adults. American Journal of Emergency Medicine 2013: 31: 1601-1604.
- Nakao et al. Jolt accentuation of headache and other clinical signs: poor predictors of meningitis in adults. American Journal of Emergency Medicine 2014: 32: 24-28.

CASE STUDY (3)

【患　者】	7X 歳，男性
【現病歴】	39 度台の発熱と頭痛があり，近医で抗菌薬を投与されたが改善しなかった．複視も認めたため当科に転院した．
【既往歴】	20 年前から関節リウマチの治療のためステロイド薬を内服中．最近はプレドニン 15mg/ 日．

S：この患者の頭痛はどのように考えますか？

R：まずは二次性頭痛の可能性を検討します．見逃したくない疾患として，くも膜下出血と髄膜炎があります．発熱があるので，やはり髄膜炎は鑑別すべきだと思います．

S：そうですね．頭痛に発熱を伴う場合は，必ず髄膜炎の鑑別すべきですね．では，どのような診察が必要でしょうか？

R：髄膜刺激徴候を確認します．

【現　症】
項部硬直，左眼内転障害

R：項部硬直を認めているので，髄膜炎と思います．髄液検査を施行したいと思います．

S：確かに髄膜炎の可能性が高いですね．前医では髄膜刺激徴候を確認されていなかったようです．髄膜炎で必ずしも髄膜刺激徴候が認められるわけではありませんが，それでも必ず確認し，その所見を記載しておくことが重要だと思います．では，直ちに腰椎穿刺をしてよいでしょうか？その前に確認することはないでしょうか？

R：腰椎穿刺をする前には，禁忌事項を確認します．

S：そうですね．腰椎穿刺をする前には，眼底検査をしておくことが望ましいです．眼底検査に自信が持てない場合には，頭部 CT あるいは頭部 MRI などの画像検査を施行することが必要です．

図1　頭部 MRI

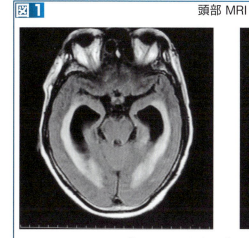
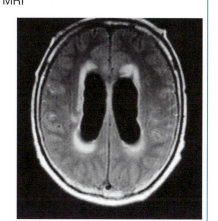

FLAIR 像にて，側脳室の著明な拡大が認められる．

R：頭部 MRI（図 1）では，水頭症所見が認められると思います．もし腰椎穿刺をしていたら，脳ヘルニアを起こした可能性があります．
S：そうですね．この患者の場合，脳神経外科にて脳室ドレナージをしていただきました．その際に，髄液検査も提出してもらいました．さて，この患者は複視を訴えていましたが，一般に複視と言えばどのような病態を考えますか？
R：動眼・滑車・外転神経の障害か，脳幹の障害でしょうか？
S：そうですね．もし，複視の原因が外転神経障害であれば，"脳圧亢進"が病態として鑑別にあがります．脳圧亢進の際に最も障害されやすいのが，走行の長い外転神経だからと言われています．さて，今回の複視は内転障害なので動眼神経障害ですから，脳圧亢進では説明しにくいですね．髄膜炎で脳神経障害を来す場合，脳幹部に炎症所見が強い，いわゆる"脳底型髄膜炎"と考えられます．"脳底型髄膜炎"を生じるのは，真菌性髄膜炎と結核性髄膜炎が代表です．本患者の場合，髄液検査の墨汁染色でクリプトコッカスが検出されました．クリプトコッカス髄膜炎は，この患者のようにステロイド薬を長期間内服して免疫不全状態になっている場合に生じることがあります．細菌性髄膜炎と違って亜急性の経過をとり，診断したときにはこのような水頭症を生じている場合もあるのです．

Key Question 5-6　その他 (5-3 ～ 5-5 以外) の "new headache" で重篤な疾患にはどのようなものがありますか？

— 脳腫瘍，慢性硬膜下血腫，側頭動脈炎，などがあります．

解説：

その他の，new headache で考えられる重篤な疾患には，脳腫瘍や慢性硬膜下血腫，側頭動脈炎などがあります．

脳腫瘍では，頭蓋内圧亢進性頭痛が生じるため，典型的には起床時に強い特徴があります．また頭痛を伴わない嘔吐 (projective vomiting) もあります．但し，必ずしもそうではない場合もあります．

慢性硬膜下血腫では，外傷後３週間以上経過してから生じる緩徐進行性の血腫のため，血腫増大に伴って頭痛が増強します．頭痛が軽度なしは頭痛を欠いていて，ふらつき，麻痺，ぼんやりしているなど軽い意識障害が亜急性に生じてくることもあります．なお，必ずしも外傷歴が明らかでない例も少なくありません．血腫除去により治療可能な疾患ですので，早期に認識することが大切です．

側頭動脈炎では，片側の浅側頭動脈に炎症性病変をきたすため，側頭部に持続性の拍動性の頭痛を来します．病側の眼動脈に病変が及ぶと失明に至ることもあり，至急の診断が必要な，神経学的・眼科的救急疾患です．診断には，側頭部の触診と血沈が必要です．

前者２疾患はいずれも週～２，３ヶ月の単位で，症状が亜急性に進行することが特徴です．頭痛，嘔吐，ふらつき，麻痺，認知症や意識障害様の症状，何であれ，神経症状が徐々に進行していて，一度もよくなっていないという経過の時には，頭部 CT を撮ることを思いつくことが最も重要です．思いつきさえすればどちらの疾患も容易に画像でつかまります．逆に，安易に「心配ないですよ」「様子をみましょう」と言ってしまったら，それが手遅れにつながりかねないのです．従って，プライマリケアでは new headache に気付き，専門医に紹介するという姿勢が大切と思います．

CASE STUDY (4)

【患　者】	1X 歳，女性
【現病歴】	小学生の頃から頭痛持ちだった．昨日母親から左目が寄り目になっていることを指摘された．本日，頭痛と目の症状のため，母親に連れられて救急外来を受診した．受診時には頭痛はなかった．

S：外来担当医（レジデント）から神経内科医に，画像検査などが必要でしょうかと相談された患者さんです．以前から頭痛がある患者さんですが，どのような対応をしたらよいでしょうか？

R：慢性頭痛のようですが，やはり「頭痛の Red flags」を確認すべきだと思います．

S：そうですね．頭痛持ちの患者さんに "new headache" かどうかを確認するには，「これまでの頭痛と同じですか？」と聴くとよいと思います．「こんなのはこれまでにはなかった．」と言えば "new headache" です．

> **【現病歴の追加】**頭痛は，夏休みになって（約1ヶ月半前）からひどくなっていた．

R：頭痛持ちの患者ですが，今回 "new headache" と考えた方がよいと思います．
S：私もそう思います．ところで，目の症状はどう考えますか？

> **【現　症】**左眼が内斜位，左目は外転制限あり

R：左眼の外転神経障害ではないでしょうか．
S：では，どのような病態が考えられますか？
R：先ほどの症例のときに教わったように，外転神経障害の場合は "脳圧亢進" の病態も鑑別に挙げるべきだと思います．
S：そのとおりです．そこで，患者・母親に朝方に嘔吐したことはないかを伺うと，母親から「この前，朝吐いていた．」と告げられました．頭蓋内圧は，睡眠中に上昇するので，"脳圧亢進" を来すような病態の場合，朝起床時に頭痛がひどかったり，嘔吐をすることがあります．目が覚めると脳圧が下がってくるので，頭痛も軽減してきます．患者は受診時には頭痛を認めていなかったのも，そのためではないでしょうか．"脳圧亢進" が示唆される場合，どうしますか？
R：緊急で頭部 CT を撮るべきだと思います．

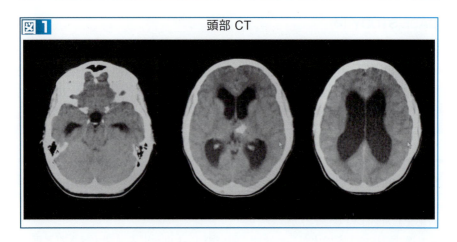

図1 頭部CT

側脳室が拡大し，水頭症の所見が認められる．中脳レベルのスライスでは，中脳が圧排され変形している．視床レベルのスライスでは，左視床部に石灰化病変が認められる．

S：今回の場合，水頭症での脳圧亢進が見られました（**図1**）．おそらく，左視床部の石灰化を伴う病変によって第三脳室の下部が圧迫されて狭窄し，脳脊髄液の流れが遮断されたために，水頭症を来したものと考えられます．中脳が圧排・変形しており，切迫ヘルニアの状態と考えられます．もし，第三脳室の狭窄部位が完全に閉塞したら，脳ヘルニアが進行し，急速な意識障害をきたす可能性がある状況です．

そのため，直ちに脳外科にコンサルトをしました．脳外科に緊急入院となり，グリセオール投与，脳室ドレナージの処置をしていただきました．なお，石灰化病変は上衣腫が疑われています．

患者は救急外来に歩いて受診され，意識も清明でしたが，このような重大な病気が潜んでいました．もしも，後日神経内科あるいは脳外科に受診するように指示していたら，それまでに急変していた可能性もあります．頭痛持ちでも"new headache"と考えられたら，直ちに専門医へ紹介すべきケースがある，という一例ですね．

5. 頭痛を診たらどうする？   53

Key Question 5-7　群発頭痛を診断するポイントはなんですか？

— 以下の症状を参考にして診断します.

・ 一側性の眼窩部を中心とした激烈な痛み（三叉神経第1枝領域の疼痛）
　 のため，じっとしていられない
・ 頭痛と同側の結膜充血，流涙，鼻閉，発汗などの自律神経症状を伴う
・ 群発期を形成する

解説：

　群発頭痛は一次性頭痛のなかで最も激しい頭痛といえ，救急外来を受診する
こともあり，ADLを著しく低下させるため，早期の診断・治療が大切です.

　「眼球を錐でえぐられるような」と表現されるほど激烈な頭痛のため，群発
頭痛では「痛い顔面を手で押さえて，じっとしておれず部屋をうろうろしたり，
床を転げ回ったりする」というように落ち着きがない，あるいは興奮した状態
になります．これは，同じ片側の頭痛を生じる片頭痛とは対照的であり，片頭
痛では「日常的な動作により増悪するため安静にしている」というように，頭
痛時の体動が両者の鑑別の参考になります.

　頭痛に加えて，同側の結膜充血，流涙，鼻閉，発汗などの自律神経症状を伴
います.

　群発期には，夜間を中心に連日頭痛発作が生じ，それが数週間～数ヶ月継続
します．数ヶ月～数年の寛解期があり，再び群発期が訪れる経過をとります.

　なお群発期には，血管拡張作用があるアルコールなどによって頭痛が誘発さ
れることが多いため禁酒が必要です.

　治療としては，酸素投与，トリプタン系薬剤の注射などがあります.

CASE STUDY (5)

【患　者】	3X 歳，男性
【現病歴】	2 週間前から，ひどい頭痛があり治らないため病院を受診した．今朝も午前 2 時に頭痛がして目が覚めた．

S：この頭痛をどのように評価しますか？

R：午前 2 時に頭痛で目が覚めたということからは，"突然発症"のように思います．二次性頭痛の可能性があると思います．

S：確かにそうですね．更になにを確認したらよいでしょうか？

R：もう 1 つの「Red flags」である "new headache" についても確認しておきたいと思います．

S：そのとおりです．「Red flags」は必ず 2 つとも確認しておくことが大切です．私は「このような頭痛は初めてですか？」と聴きました．

【現病歴の追加】数年以上前から，同じような頭痛を経験している．毎年 3，4 月になると，頭痛が起こる．

R："new headache" ではないのですね．

S：そのようです．そのため，私はある疾患を念頭に病歴聴取をしました．

【現病歴の追加】2 週間前からの頭痛は，夜の 2，3 時になると起こり，そのために目が覚める．左眼の奥が，ガーンと痛い．まるで錐でえぐられるように相当痛い．じっとしておれなくて，左目を押さえてぐるぐると寝返りをうって我慢する．左眼からは涙がでる．

R：二次性頭痛かと思っていましたが，群発頭痛だったのですね．

S：はい．"突然発症"のようなので，「二次性頭痛の可能性あり．」としてプライマリケアでは，直ちに専門医に紹介していただいて良いと思います．ただ，もしも "new headache" ではないと分かれば，その後群発頭痛であると診断することもできます．その場合，不要な画像検査を避けることもできますし，すぐに治療を開始することもできるので，患者さんに感謝されると思います．早急な対応が必要な群発頭痛を診断できることも大切ですね．

Key Question 5-8　三叉神経痛を診断するポイントはなんですか？

— 以下の特徴を参考にして診断します.

- ・　発作性に生じる頬またはオトガイの疼痛
- ・　洗顔や会話などがトリガーとなって生じる

解説：

　三叉神経痛は，三叉神経分枝の支配領域の１つまたはそれ以上の部位に，発作性に短時間（数分の１秒～２分間）の電撃痛を生じるものです．通常,洗顔,ひげ剃り，会話，摂食あるいは歯磨きなどの些細な刺激（トリガー因子）にて発作が誘発されます．典型的な三叉神経痛は，第２または第３枝領域に認め，第１枝領域が侵される割合は5% 未満とされています.

　なお，後頭神経痛は，三叉神経痛に類似した性状の痛みが，大後頭神経，小後頭神経または第３後頭神経の支配領域に生じます.

　治療は，カルバマゼピンの内服です.

> ## Key Question 5-9　上記以外の場合はどう診たらよいですか？
>
> — 慢性頭痛の場合急ぎません．NSAID は片頭痛にも緊張型頭痛にも効く
> ので，それで様子をみて，NSAID で対処できない場合は専門医に紹介し
> ます．
>
> ・片頭痛と緊張型頭痛の診断は必ずしも容易ではありません．

解説：

　あとは一次性頭痛ですから，ゆっくりと自分で診ていくか，専門医に紹介す
るかとなります．比較的ゆっくりと診ていけるというポイントは同じ頭痛が前
からあるということです．

　頭痛に関して，緊張性頭痛の生涯有病率は 78 ％であり，片頭痛は 16 ％と
報告されています．一方，頭痛のために医療機関を訪れる患者の大多数は片頭
痛であり，片頭痛患者の 2/3 はプライマリケア外来を受診すると報告されて
います．なお，頭痛は神経内科外来患者の 20 ％を占めるとの報告があります．
　片頭痛は緊張型頭痛と誤診されている可能性があります．

　これまで片頭痛の最大の特徴は「片側性」および「拍動性」と考えられてき
ました．しかし，片頭痛でも必ずしも片側だけが痛むとは限らず，両側が痛む
片頭痛もあります．また必ずしも拍動性とは限らず，締め付けられるような痛
みの場合があります．さらに片頭痛でも肩や首のこりはあります．肩こりがあ
るからといって緊張型頭痛とは限りません．従って，「片側性」あるいは「拍
動性」あるいは「肩こり」というポイントからは，片頭痛と緊張型頭痛の鑑別
はできないと考えられます．

　また，若年時に片頭痛があり，年齢を重ねるとともに頭痛の頻度は増す一方
で程度は軽症化して片頭痛の要素が減少したものを変容性片頭痛といいます．
この変容性片頭痛と慢性緊張型頭痛との鑑別は現在の頭痛からのみでは困難で
あり，片頭痛の既往があるかどうかを聴くことが重要となります．

　以上，必ずしも片頭痛と緊張型頭痛の鑑別は容易ではないので，治療による
症状改善が乏しい場合には，専門医への紹介を考慮することが望ましいと考え
ます．

CONTENTS

III. よくみる症状への対処（症状篇）

6. めまいはこう診よう！

Key Question 6-1
「めまい」を訴える患者をみる場合どう診たらよいですか？

Key Question 6-2
患者が「めまい」と言えば，"天井がまわること"と考えて
よいですか？

Key Question 6-3
「vertigo」は，「回転性めまい」と考えてよいですか？

Key Question 6-4
「真性めまい (vertigo)」はすべて末梢性めまい・耳鼻科疾患
と考えてよいですか？

Key Question 6-5
「真性めまい (vertigo) の Red Flags」はなんですか？

Key Question 6-6　　*CASE STUDY (1)*
脳幹梗塞を見逃さないためのポイントはなんですか？

Key Question 6-7　　*CASE STUDY (2)*
小脳梗塞を見逃さないためのポイントはなんですか？

Key Question 6-8　　*CASE STUDY (3)*
椎骨脳底動脈系の一過性脳虚血発作 (TIA) を見逃さないため
のポイントはなんですか？

Key Question 6-9　　*CASE STUDY (4)*
良性発作性頭位めまい症 (BPPV) を診断するポイントはな
んですか？

Key Question 6-10　　*CASE STUDY (5)*
反復するめまいをみたら，どのような疾患を考えるべきですか？

Key Question 6-1 「めまい」を訴える患者をみる場合どう診たらよいですか？

— "病歴聴取" が最も重要である認識をもって対応します．

① 第一に病歴聴取にて，患者の訴える「めまい (dizziness)」がどのような性質・病態なのかを明らかにする．➡ KQ 6-2, 6-3
② 真性めまい (vertigo) の場合，まず「真性めまいの Red Flags」を確認する．➡ KQ 6-4, 6-5
③ 「真性めまいの Red Flags」が認められる場合，脳血管障害を見逃さないようにする．即ち，脳幹・小脳の血管障害 (TIA を含む) の症状がないかどうかを病歴および診察にて確認（し，脳血管障害の可能性があれば専門医へ紹介）する．➡ KQ 6-6 ～ 6-8
④ 脳血管障害が否定的であれば，common な疾患 (BPPV など) かどうかを検討する．➡ KQ 6-9
⑤ 鑑別として，common であり見逃されやすい片頭痛性めまいについて確認する．➡ KQ 6-10

解説：

めまいの診断には "病歴聴取" が最も重要です．実は，神経学的所見，画像診断や 電気眼振検査（ENG）よりもはるかに有用であり，病歴のみで 70 ％のめまいは診断可能との報告もあります．

椎骨脳底動脈系の一過性脳虚血発作 (TIA) では，来院時に無症状となっており，神経学的所見をとっても診断はできません．良性発作性頭位性めまい症 (BPPV) も症状が改善されている時点では神経学的所見の異常を捉えることは難しくなります．

脳幹梗塞の場合，頭部 MRI の拡散強調画像 (DWI) ですら，最初の 24 時間で異常を捉えること困難な場合があります．

従って，詳細な "病歴聴取" が大変重要になってくるわけです．

文献：

・Hoffman RM, Einstadter D, Kroenke K: Evaluating dizziness. Am J Med, 107: 468-478, 1999.

> **Key Question 6-2**　患者が「めまい」と言えば，"天井がまわること"と考えてよいですか？
>
> — 患者の訴える「めまい」には様々な病態が含まれます．従って，まずは患者の訴える「めまい」がどのような病態・性質を表しているのかを明らかにすることから始めます．
>
> 　「めまい (dizziness)」には，4つの病態が含まれる．
> ① 真性めまい (vertigo)
> ② 失神・失神感 (syncope, presyncope または faintness, near-faintness)
> ③ 頭部の異常感覚を伴わないふらつき (disequilibrium, unsteadiness)
> ④ 上記以外の不明確なめまい感・くらくら感 (light-headedness, giddy sensations)

解説：

　「めまい」は決して"天井が回ること"だけを意味していません．患者は様々な病態を「めまい」と表現しています．患者に「めまい」を別の言葉に言い換えてもらいながら，性質を明らかにしていきます．例えば，「目が回る」，「天井が (or 周りが, or 自分が) ぐるぐる回る」「横に (or 後ろに) 引っ張られる」「後ろに引き込まれるような」「傾くよう」「グラグラ揺れる」「立っていられない」「たちくらみ」「気が遠くなる」「気を失いそう」「目の前が暗くなる (or 白くなる)」「くらっとする」「くらくらする」「ぼやっとする」「ぼーっとする」「ふわーっとする」「ふわふわ浮いているような」「ふらつく」などの言葉を投げかけて，最も適当な言葉に当てはめてみます．

　この段階で病態・性質の解釈を誤ると診断にはたどり着くことができませんので，大変重要なスッテプです．

文献：

・ 園生雅弘：神経内科診療におけるめまい・ふらつき．JOHNS．2002；18（7）：1215-1221

Key Question 6-3 「vertigo」は，「回転性めまい」と考えてよいですか？

—「vertigo」は「真性めまい」です．必ずしも「回転性めまい」だけではありません．

　「vertigo」の定義は，自分ないし環境についての運動性の幻覚である．決して回転性だけではない．直線運動や傾斜感覚あるいは動揺感などのこともある．

解説：

　ここはひとつ大切なポイントです．「vertigo ＝ 回転性めまい」と覚えている (or 習った) 医師・学生は多いのではないかと思います．「vertigo」を「目が回る」，「天井が (or 周りが，or 自分が) ぐるぐる回る」といった回転性めまいだけと思っていると，「横に (or 後ろに) 引っ張られる」「後ろに引き込まれるような」「傾くよう」「グラグラ揺れる」「ふわーっとする」「ふわふわ浮いているような」と言葉で表させるめまいを「vertigo」と診断することができないと思います．「vertigo」は「真性めまい」と覚えておくことが大切です．

文献：

　・ Baloh RW: Vertigo. Lancet, 352: 1841-1846, 1998.

6. めまいはこう診よう！　　　　　　　　　　　　　　　　　61

Key Question 6-4　　**「真性めまい (vertigo)」はすべて末梢性めまい・耳鼻科疾患と考えてよいですか？**

― 真性めまいの原因として，脳血管障害を見逃さないことがプライマリケアでは重要です．また耳鼻科疾患が多いと言われていますが，片頭痛性めまい (KQ 6-10) が見逃されている可能性があります．

　脳血管障害には以下の３つが挙げられる．
① 脳幹梗塞・出血
② 小脳梗塞・出血
③ 椎骨脳底動脈系の一過性脳虚血発作 (TIA)

解説：

　真性めまいの common な原因は，良性発作性頭位めまい症 (BPPV) をはじめとする耳鼻科疾患と言われていますが，実は BPPV と診断された中に片頭痛性めまいが紛れ込んでいる可能性があると思います．この点については **KQ 6-10** で述べます．

　まずは critical な原因としての脳血管障害を見逃さないことがプライマリケアで重要となります．

　前庭神経核が存在する脳幹あるいは小脳の血管障害にてめまいは生じます．また両者に関連する TIA でもめまいが生じます．

　脳幹障害の場合，特徴的な症状・診察所見がありますから，まずは脳幹梗塞（出血）の可能性を調べます．次いで，見逃しやすい小脳梗塞の可能性を調べます．いずれも否定的であれば，最後に TIA について再度病歴にてその可能性を確認していきます．

Key Question 6-5 「真性めまい (vertigo) の Red Flags」はなんですか？

― "new vertigo" と "明確な誘因のない" の2つがあります.

① "new vertigo" とは "こういうめまいは初めてと感じる" もの全てです.
めまい持ちの患者でも,「こんなめまいはこれまでになかった.」と言
えば, それは "new vertigo" となります.
② "明確な誘因のない" 場合, common な疾患の代表である良性発作性
頭位めまい症は否定的となります.

解説：

　common な疾患である, 良性発作性頭位めまい症（BPPV）や片頭痛性めま
いの場合, 以前から同じようなめまいをくり返している場合が多いです. もし
も, 以前から同様なめまいを経験していれば, 脳血管障害は否定的と考えられ
ます. 逆に, 初めてのめまいの場合は, BPPV の可能性もありますが, 脳血管
障害の鑑別が必要になってきます.

　また, BPPV であれば, 必ず頭位あるいは体位を変えたときにめまいが生じ
ます. 毎回その都度誘因があるはずです. もしも, たった一度でも "明確な誘
因がない" めまいが生じていれば, BPPV とは言えませんので, 脳血管障害を
含めた検索が必要になります.

註：この vertigo の Red Flags という考え方は, これまでには記載のないもの
で我々の original と考えています. 頭痛の Red Flags として New headache
などが挙げてあるものがあり, それから着想を得たもので, 十分な確認の研究
をしたわけではありませんが, 経験として有用と考えています.

文献：

・ Klawiter EC, Sommerville B, Wang L, Schwedt TJ. Neurologic Disorders.
In: De Fer TM, Brisco MA, Mullur RS, editors. The Washington Manual
of Outpatient Internal Medicine. 1st ed. Philadelphia: Lippincott Williams
& Wilkins; 2010. P. 907-944.

Key Question 6-6　　脳幹梗塞を見逃さないためのポイントはなんですか？

— 前庭神経核は，脳幹の延髄・橋にあります．従って，延髄あるいは橋の他の症状があるかどうかを確認することが大切です．即ち，Wallenberg症候群（延髄）および複視（橋）の有無を調べます．

プライマリケアで必要な...
病歴聴取のポイント：
- ・ 症状の発症様式を確認する．　　➡　急性発症か．
- ・ 随伴症状を確認する．　　　　　➡　脳幹症状の有無
  - ① 温度覚の左右差
  - ② 嚥下障害，嗄声
  - ③ 複視
  - 頭痛や頸部痛の有無
- ・ 既往歴を確認する．　　　　　　➡　脳梗塞の危険因子の有無
  - 脳梗塞や TIA の既往

診察のポイント：
- ・　　"顔面，四肢の痛覚の左右差"を爪楊枝で確認

可能であれば...
- ・ "ホルネル症候群（軽度の瞼裂・瞳孔の左右差）"の有無
- ・ "顔面，四肢の温度覚"の左右差
- ・ "嚥下障害の有無"を飲水試験にて確認
- ・ "小脳徴候"

解説：

　脳血管障害の場合，めまいは急性に発症します．椎骨動脈解離の場合，頸部痛を伴うことが多いので，その存在は解離を疑う重要な所見です．患者は頸部痛を肩こり・寝違いなどと思っている場合もありますので，こちらから意識して確認する必要があります．

　めまいを生じる脳梗塞では，延髄外側症候群（Wallenberg症候群）が代表格です．多彩な神経症状・徴候があるため全てを覚えるのは大変だと感じられる方もいらっしゃると思います（実は多彩な神経症状・徴候があるからこそ，Wallenberg症候群は見落としにくいので，ありがたいのですが．）．プライマリケアで確認する病歴のポイントは3つ（温度覚障害，嚥下障害および複視）

です．温度覚の左右差について，洗顔時・お茶を口に含んだとき，クーラーの風が体にあたったときなどに自覚されている場合がありますが，多くはありません．激しいめまい・歩行不能や次述の嚥下障害に気をとられていて，診察で調べるまで本人は気付いていないことの方が多いです．嚥下障害は，唾液が飲めないで吐き出すので，（時間の経過とともに）外来のストレッチャーあるいはベッドの上にティッシュの山ができています．複視は遠くを見たときに自覚されることが多いと思います．

　神経学的所見としては，プライマリケアでは"顔面・四肢の痛覚の左右差"を爪楊枝で確認することでよいと思います．

CASE STUDY (1)

【患　者】	6X 歳，男性
【現病歴】	本日午前8時30分に目が覚めた．動いたらめまいがして吐き気がした．這ってトイレに行き，1回嘔吐した．その後台所まで這って，息子に電話連絡をして，息子に連れられて大学病院の救急外来を受診した．
【既往歴】	20年前から高血圧があり降圧薬を内服中
【嗜　好】	たばこ：40本/日×40年間

指導医 (S)：めまい患者も救急外来にはよく受診されますね．どのようにアプローチしたらよいでしょうか？

研修医 (R)：まずめまいの性状を確認します．その後，例えば真性めまいなら「真性めまいの Red Flags」をまず確認します．

S：そうですね．この患者に確認すると，ぐるぐる回るめまいだったそうです．つまり真性めまい (vertigo) だったようですね．「真性めまいの Red Flags」は，"new vertigo" と "明確な誘因のないめまい" ですね．

　"new vertigo" かどうかは，患者に「このようなめまいは初めてですか？」と聴くとよいでしょう．この患者は「このようなめまいは初めてです．」と答えられたので，"new vertigo" になります．では，"明確な誘因のないめまい"についてはどうでしょうか？

R：「動いたらめまいがして吐き気がした．」と言われているので，体位変換という誘因があるのではないでしょうか？

S：なるほど，確かにその可能性はあります．ただ，どのような状況でめまいが生じたのかを，もう一歩踏み込んで聴いておくことは大切です．

【現病歴の追加】目が覚めたときから，気分が悪かった．動いたらぐるぐる回るめまいがして吐き気がきた．

R：ぐるぐるめまいは動いたときに起こったようですが，動く前から気分不要があったのですね．
S：そうです．BPPV は頭位（体位）を変換した際にめまいを生じるので，目が覚めた際にはなんともなく，体を起こしたとたんにめまいが生じるのが典型的だと思います．目が覚める直前に寝返りをうったりしていて，目が覚めたときに気分不良になっている BPPV も考えられるかもしれませんが，気になる病歴です．
R："new vertigo" ですし，"明確な誘因のないめまい"の可能性もあるということですね．「真性めまいの Red Flags」があるので，脳血管障害の可能性を検討する必要があると思います．

【現　症】血圧：140/80 mmHg (臥位時)，脈拍：76 / 分，整．神経学的所見では，顔面の触覚は明らかな左右差なし．眼球運動正常で複視なし．四肢の粗大筋力は正常．歩行時に左に偏倚し，ふわふわ感あり．

S：診察所見が記載されていますが，どう思いますか？
R：脳幹症状では，温痛覚，嚥下障害と複視の3つを確認すると思います．嚥下障害に関してはどうだったのでしょうか？
S：診察した医師（実は神経内科専門医）は，嚥下障害の訴えがないから問題なし，と判断したようです．念のため施行した頭部 MRI（図 1）で明らかな異常を認めないため，この患者は耳鼻科医に紹介され，耳鼻科入院になりました．

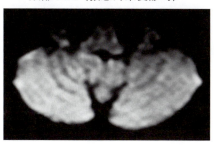

図 1　頭部 MRI（救急外来受診時）

拡散強調画像では，延髄レベルを含めて明らかな高信号域は指摘できない．

S：頭部 MRI で異常がなければ，脳梗塞を否定してよいでしょうか？
R：脳幹部の病変は，頭部 MRI 拡散強調画像 (DWI) であっても，最初の 24 時間で異常を捉えること困難な場合があるので，画像検査のみで脳梗塞を否定してはいけないと思います．
S：そのとおりです．では，翌朝私が診察した際の様子を述べます．訪室すると，患者はベッドで横になっていました．ベッド脇のゴミ箱は，ティッシュがたくさん捨ててありました．
R：嚥下障害があったのではないでしょうか？
S：はい．そこで飲み込みについて聴くと，唾を飲むのが難しいので，ティッシュで拭き取っていると言われました．病院から出されたお茶を飲もうとしてむせてしまうとも言われました．温度感覚について聴くと，お茶を口に含んだとき，口の中の左右で暖かさが違ったと言われました．更に複視について聴くと，ベッドに横になって天井のカーテンレールを見ると，だぶっていることに気づかれていました．
R：脳幹症状が複数あるように思います．やはり脳血管障害ではないでしょうか？頭部 MRI の再検などが必要と思います．
S：そうと分かれば，プライマリケアでは専門医に紹介でよいですね．ちなみに，私が診察しますと，右向き眼振あり，左眼瞼下垂と縮瞳，左眼の軽度外転制限，顔面左の温痛覚低下，嗄声・嚥下障害・カーテン徴候陽性，右上肢で温痛覚の低下，回内・回外運動が左で拙劣などがありました．

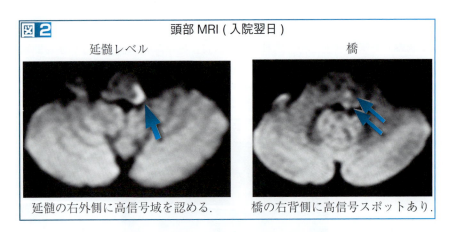

図2　頭部 MRI（入院翌日）
延髄レベル　　　　　　　　　　　橋
延髄の右外側に高信号域を認める．　橋の右背側に高信号スポットあり．

R：入院翌日の頭部 MRI（図2）では，脳幹梗塞が確認できます．
S：この患者の場合，神経内科専門医が診察をしても，めまい発症当日には異常を指摘できなかったようです．なぜ診断できなかったのでしょうか？

"後医は名医"という言葉があるように，経過中に徐々に症状がはっきりしてきたため翌日には診察で異常を指摘できたのかもしれません．

その他にも以下の理由が考えられます．

・感覚の評価について："痛覚"と"触覚"とは違います．今回，触覚を調べて明らかな左右差なしと判断されたそうです．翌日爪楊枝で痛覚を調べると明らかな左右差を確認できました．

・嚥下障害について：めまいが生じた後吐き気があるため，水分をとっていないことが多く，嚥下障害が生じているかどうかを判断することが困難な場合が多いと思います．今回，特に飲み込みが難しいという訴えがなかったので嚥下障害はないと判断されたそうです．こちらから「唾が飲み込みにくくないですか？」と聴いたり，ティッシュの山ができていないかを見たりすることが大切です．

・複視について：軽度の複視の場合，指標を患者顔面近くに示して診察すると異常を捉えられない可能性があります．この患者のように遠くをみて初めて気づくこともありますので，遠くをみてもらって確認することが望ましいです．

・その他：ホルネル症候群では，眼瞼下垂も縮瞳も軽度に留まります．"左右差があるに違いない！"という気持ちをもって診察しないと見逃します．

以上，脳幹徴候の神経学的所見を評価する際には，注意点があり，今回のように神経内科専門医ですら見逃すこともあります．

ですから，プライマリケアにおいては，細かく神経学的所見をとるよりも，病歴聴取のほうが重要と考えられます．プライマリケアでは，(1) 温度覚の左右差の病歴を聴く，(2) 爪楊枝で痛覚の左右差を診る，(3) 嚥下障害の病歴を聴く，(4) ティッシュの山ができないかをみておく，くらいでよいのではないかと思います．それに (5) 複視について病歴聴取し，(6) 遠くもみてもらって複視の有無を確認する，を加えれば，脳幹梗塞についての評価はできると思います．

繰り返しになりますが，脳幹梗塞の場合，拡散強調画像 (DWI) を駆使しても，最初の 24 時間以内に病変を捉えることができないことがあります．従って Wallenberg 症候群のような典型的な脳幹梗塞では病歴や診察所見で疑わしければ，そちらを信頼することが大切になります．

Key Question 6-7　小脳梗塞を見逃さないためのポイントはなんですか？

— 小脳梗塞には "偽前庭徴候" があることを認識することが大切です.
即ち，一見症状からは耳鼻科疾患と区別がつかない小脳梗塞がある，という認識が大切です.

プライマリケアで必要な...
病歴聴取のポイント：
　・　症状の発症様式を確認する.　➡　急性発症か.
　・　随伴症状を確認する.　　　　➡　小脳症状の有無
　　　　　　　　　　　　　　　　　・四肢の運動失調（目立たない場合あり）
　　　　　　　　　　　　　　　　　・体幹失調 ＝ 起立歩行不能
　　　　　　　　　　　　　　　　　・眼振の割に，嘔吐が強い
　・　既往歴を確認する.　　　　　➡　脳梗塞の危険因子の有無（特に心房細動）
　　　　　　　　　　　　　　　　　　　脳梗塞や TIA の既往
診察のポイント：
　・　"起立・歩行" が可能か不能かを確認
可能であれば...
　・　"四肢の小脳徴候"

解説：

　小脳梗塞における偽前庭徴候とは,急性発症のめまいと体幹失調を呈するが,四肢失調は軽度あるいは認めないことで，後下小脳動脈 (PICA) 領域の梗塞で認められます.
　・心房細動の有無（小脳梗塞では心原性脳塞栓症が多い）
　・その他の脳梗塞危険因子
　・50 歳以上（小脳梗塞は高齢者に多い）
　・眼振の程度に比して，歩行障害や嘔吐が強い
上記の場合には，小脳梗塞の可能性を考えます.
　立って足踏みすることが全くできない場合には,小脳梗塞の可能性があります.
　なお，軽症あるいは時間が経過して "閉眼足踏み試験" ができる場合も，所見の判断には注意が必要です.一般に，前庭性であれば病側に回旋していきます.一方，小脳性の場合には，回旋せずにそのまま病側に寄っていくと言われています.しかし，私の経験では，小脳梗塞であっても，病側に回旋する例がありましたので，"閉眼足踏み試験" の結果のみでは診断できないと思います.

文献

- Baloh RW: Vertigo. Lancet 1998; 352: 1841-1846.
- 藤本正也, 渥美哲至. 小脳梗塞. 神経内科 1997; 47: 468-474.
- 藤本正也, 大橋寿彦, 清水秀昭, 清水貴子, 渥美哲至. 急性期小脳梗塞の MRI 画像と臨床神経学的所見に関する検討. 臨床神経 1997; 37: 580-586.
- 江口国輝. 小脳梗塞 24 症例の検討. 広島県立病院医誌 1994; 26: 45-51.
- 田地礼依, 園生雅弘, 斎藤祐子, 中井俊一, 塚本浩, 畑中裕己, 小林道子, 所澤安展, 清水輝夫. 小脳梗塞 14 例の臨床的特徴の検討. 日本神経救急学会雑誌 2006; 19: 4-7.

CASE STUDY (2)

【患　者】	5X 歳, 男性
【現病歴】	夜, 自動車を運転中に回転性めまいが起こり, 嘔吐した. 救急車にて救急外来に搬送された.

S：急性に発症されためまいの患者です. どのようにアプローチしたらよいでしょうか？

R：真性めまいと考えられるので, まずは「真性めまいの Red Flags」, 即ち "new vertigo" と "明確な誘因のないめまい" について確認したいです.

S：そうですね. 患者は, このようなめまいは初めてであり, 運転中に急に首を回したりしたわけでもないのにめまいが生じた, と言われました.

R：では "new vertigo" と "明確な誘因のないめまい" のいずれにもあてはまると言えるので, 脳血管障害の鑑別が必要だと思います. まずは脳幹症状として, 温痛覚, 嚥下障害と複視の 3 つを確認したいと思います.

S：いいですね. 随伴症状として, 特に温度覚の左右差, 嚥下障害や複視の自覚はなかったそうです. ただ, 回転性めまいが生じる 10 分くらい前に右歯から耳にかけての痛みが出現していたようです. この症状が今回のめまいに直接関連しているのか, もし関連しているのであれば三叉神経由来の症状なのかあるいは椎骨動脈由来の症状なのかなどの判断は困難ですが, いずれにせよ耳鼻科疾患の症状としては非典型的な症状であり, 気になりますね. さて, 次の一手はどのようにすべきでしょうか？

R：典型的な脳幹梗塞の際の症状がないようなので, (非典型的な脳幹梗塞や)

小脳の血管障害などを考えるべきだと思います．四肢の運動失調はどうでしょうか？
S：四肢の協調運動に障害はありませんでした．では，小脳の血管障害は除外できますか．
R：いいえ．小脳梗塞では，"偽前庭徴候"があるので，除外はできないと思います．
S：そのとおりです．さらに小脳梗塞の可能性を追求するには，どのようなことに注意すればよいかわかりますか？
R：起立歩行不能かどうかを確認することでしょうか？
S：そうなんです．患者に確認すると，めまいが生じた後は歩行不能であり，救急外来に搬送された際にも，起立歩行は不能でした．このような場合は，小脳梗塞の可能性を考える必要があります．頭部MRIを施行すると，右小脳半球（PICA領域）に拡散強調像にて高信号域が確認され，小脳梗塞と確定しました（図1）．

　この患者の場合，めまいは約5日で軽快し，歩行可能となりました．もしも頭部MRIなどを施行していない場合，小脳梗塞が見逃され耳鼻科疾患としてフォローされる可能性もあると思われます．

　小脳梗塞は脳幹症状のようなものがないので，診断は簡単ではありません．必ず「Red Flags」を確認し，特に"一人で歩けない"場合には，常に小脳梗塞を疑うべきだと思います．

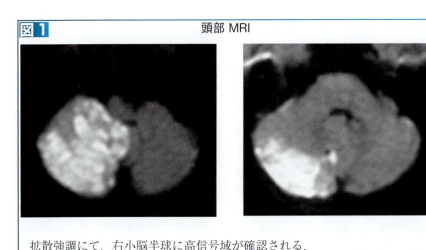

図1　頭部MRI

拡散強調にて，右小脳半球に高信号域が確認される．

6. めまいはこう診よう！　　　　　　　　　　　　71

Key Question 6-8　　椎骨脳底動脈系の一過性脳虚血発作 (TIA) を見逃さないためのポイントはなんですか？

— 誘因の有無，めまいの持続時間や随伴症状について確認するが重要です．

プライマリケアで必要な...
病歴聴取のポイント：
- 症状の発症様式を確認する．　➡　急性発症か．
- 誘因の有無を確認する．　➡　頭位 (体位) 変換の誘因が必ずしもない．
- 持続時間を確認する．　➡　数分〜数十分
- 性状を確認する．　➡　vertigo 以外に，失神感のこともある．
- 随伴症状を確認する．　➡　脳幹症状 (特に顔面のしびれ，複視)
- 既往歴を確認する．　➡　脳梗塞の危険因子の有無
　　　　　　　　　　　　　　　脳梗塞や TIA の既往

診察のポイント：
- 脳幹梗塞や小脳梗塞での診察を確認　➡　KQ 6-6, 6-7

解説：

　一過性のめまい発作の中には，椎骨脳底動脈系の TIA が稀に含まれます．TIA ですから，来院時には無症状，診察しても無徴候になっています．TIA を繰り返している場合，繰り返すめまい発作であり，良性発作性頭位めまい症 (BPPV) と診断されてしまう可能性もあります．BPPV との最も重要な違いは，"誘因" です．BPPV なら必ず (毎回) 頭位 (あるいは体位) 変換に伴ってめまいが生じます．つまり明確な誘因があります．もしも，一度でも明確な誘因がなければ，BPPV ではないと考えることが大切です．さらに，持続時間 (BPPV ならじっとしていると短時間に治まります．数十分も続きません．) と随伴症状 (TIA の場合，顔面のしびれや複視など多の椎骨脳底動脈領域の症状をしばしば伴います．) も鑑別のヒントになります．

　また，めまいは vertigo で回転性めまいの場合もありますが，椎骨脳底動脈系の虚血によるめまい感，失神感の場合もあります．

　椎骨脳底動脈系の TIA は早晩脳梗塞になる危険性が高いので，直ちに治療を開始する必要があります．

CASE STUDY (3)

【患　者】	6X 歳, 男性
【主　訴】	めまい
【現病歴】	2 週間前からめまいを繰り返していた. 本日はこれまでよりもひどいめまいがしたので受診した. 受診時には, めまいは治まっている. 耳鳴りや難聴はない.
【既往歴】	12 年前 糖尿病, 狭心症　2.5 年前 脳梗塞

S：めまい患者で, 受診時にはめまい症状は治っていましたが, どのようにアプローチしますか？

R：めまいの性状を確認し, もし真性めまいであれば, まず "new vertigo" と "明確な誘因ないめまい" について確認したいです.

S：はい. めまいはぐるぐる回るめまいが主ですが, 本日はそれに上下に揺れるめまいも加わっていたそうです. 上下に揺れるめまいも真性めまいと考えるべきですね. そこで, 患者に「このようなめまいは初めてですか？」と聴くと, 「2 年半前にもめまいなどがあり, 脳梗塞として治療された.」とのことでした. このときは, 明らかな回転性ではなく動揺性のめまいだったようです. 動揺性めまいもやはり真性めまいと考えられるので, 2 年前にも真性めまいがあったと思われます.

R：今回のめまいを "new vertigo" とは言えないかもしれませんが, 以前に脳梗塞でめまいが生じておられるので, やはり再発などの可能性を考える必要があると思います.

S：そうですね. さて, "明確な誘因のないめまい" かどうかを判断するため, めまいが生じた状況を確認したところ, 「2 週間前から, 日に 1 〜 2 回, 回転性めまいがある. 歩いている時, 座ってテレビを見ている時, 車を運転しているときなどに起こる. 頭を動かすなどはなくて起こる. だいたい 1 〜 5 分で治まっていたが, 今日は 15 分くらい続いて, 吐気もあり動けなかった.」とのことでした.

R："明確な誘因のないめまい" のようなので, やはり脳血管障害を疑うべきだと思います. 脳幹症状として, ①温度覚障害, ②嚥下障害, ③複視について確認したいと思います.

S：それらの症状はなかったそうですが, 回転性めまいの前に, 左頬が内側からピリピリしびれてくることがあったそうです.

R：それは脳幹症状と考えていいのではないでしょうか？

S：その可能性がありますね．さて，今回は，受診時にめまいが改善されているので，（本患者では以前の脳梗塞の後遺症があればその所見があるかもしれませんが，）いくら診察しても異常所見を捉えることはできない可能性が高いですね．今症状が改善されているのであれば，経過をみてよいでしょうか？

R：だめだと思います．「Red Flags」があるので，脳血管障害の可能性があります．症状が改善していることから，TIA であった可能性があると思います．

R：そのとおりです．ちなみに，めまいの持続時間も有用であり，先ほど患者は「今日のめまいは 15 分程度で治まった．」と言われました．BPPV ならじっとしていれば 1，2 分で治まるはずであり，この時間からも BPPV は否定的と思われますね．ちなみに，メニエル氏病なら最低 20 分は持続するはずですので，メニエル氏病としては逆に短すぎます．この時間は TIA を検討すべき時間と考えられます．従って，頭部 MRI を確認したり，危険因子を確認したりすべきです．

　本患者では，頭部 MRI（**図 1(a)～(d), (f)**）で新規脳梗塞所見は明らかではなく，やはり TIA が考えられました．MRA では 2 年半前には描出されていた椎骨脳底動脈が今回は描出されなくなっていました（**図 1(e)**）．おそらく側副血行路ができているため脳幹梗塞を免れているものと思われます．この患者は，入院し抗血栓療法を開始したところ，めまい発作が消失しており，今回の繰り返すめまいは Crescendo TIA によるものと最終診断しました．

　TIA によるめまいは，外来受診時には治っていることが多く，経過観察となる可能性もあります．椎骨脳底動脈系の TIA を見逃さないためには，めまいの際に脳幹症状を示唆するような随伴症状（しびれや複視など）がなかったか，持続時間がどの程度であったのかを聴くことが大切です．

図1 頭部 MRI・MRA

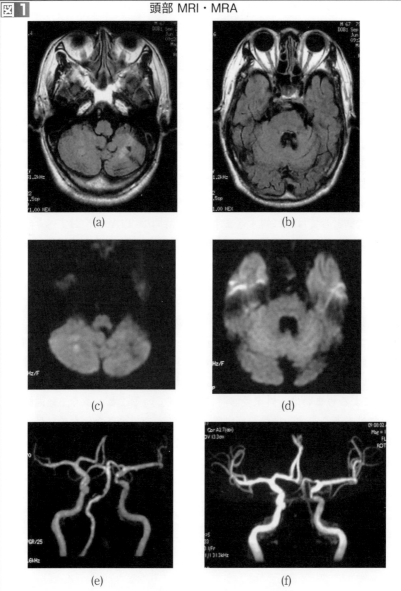

頭部 MRI 延髄レベル((a) FLAIR 像, (c) 拡散強調像), 橋レベル((b) FLAIR 像, (d) 拡散強調像)ともに, 明らかな急性期脳梗塞所見は認めない. 小脳半球には陳旧性脳梗塞所見を認める.

頭部 MRA は, 2.5 年前 (e) には, 椎骨脳底動脈は不整ながらも描出されていたが, 今回 (f) は, 描出されなくなっている.

Key Question 6-9　　良性発作性頭位めまい症 (BPPV) を診断するポイントはなんですか？

―めまいの“発症当初から”じっとしているとめまいが治まり，動くとめまいが生じる，という病歴が重要です．

プライマリケアで必要な...
病歴聴取のポイント：
- 症状の発症様式を確認する.　➡ 起床時か.
- 持続時間を確認する.　➡ じっとすると数分以内に治まる.
- 誘因を確認する.　➡ 頭位変換（寝返りなどの体動）で誘発される.
- 随伴症状を確認する.　➡ 蝸牛症状（耳鳴り・難聴）はない.

可能であれば...
- Dix-Hallpike 試験
- Epley 法

解説：

　良性発作性頭位めまい症 (benign paroxysmal positional vertigo：BPPV) はcommon な疾患です．当初は持続性のめまいを生じる他の原因でも，症状が軽快すると多くの場合体動によりめまいが誘発される（増悪する）ようになりますが，BPPV は“発症当初から”じっとしていると短時間で治まり，体動で再びめまいが誘発される，という特徴があります．

　BPPV の診断基準（日本めまい平衡医学会）
1. 空間に対し特定の頭位変化をさせたときに回転性めまいが誘発される.
2. めまい出現時に眼振が認められるが，以下の性状を示す.
　① 回旋性成分の強い頭位変換眼振である.
　② 眼振の出現には潜時があり，めまい頭位を維持させると時代に増強し，次いで減衰ないし消失する.
　③ 眼振はめまい頭位を反復してとらせることにより，軽快または消失する.
　④ めまい頭位より座位に戻したときに，反対方向に向かう回旋性成分の強い眼振が出現する.
3. めまいと直接関連をもつ蝸牛症状，頸部異常および中枢神経症状を認めない.

上記診断基準で，1が重要と考えます．2の④は後半規管に当てはまること
であり，水平半規管には当てりませんので，これだけに頼ると水平半規管性
BPPV を見逃す恐れがあります．

プライマリケアにおいては，(1) 明確な誘因（頭位変換（寝返りなどの体動）
で誘発される）の有無を確認する（起床時発症なら BPPV らしいが，日中活
動時，明らかな誘因がなく発症した場合は他疾患（小脳梗塞など）の可能性あ
り），(2) 持続時間を確認する（じっとしていると大抵は1分 (〜2分) 以内に
治まる．数分以上続いたのであれば，他疾患（椎骨脳底動脈領域の TIA など）
の可能性あり），(3) 随伴症状を確認する（蝸牛症状（耳鳴り・難聴）はない），
ことが大切と考えます．

CASE STUDY (4)

【患　者】	5X 歳，男性
【主　訴】	めまい
【現病歴】	今朝起床時から，天井がぐるぐると回る激しいめまいが続くため，救急車で搬送された．これまでに同じようなめまいは経験していない．なお，耳鳴りや難聴はない．

S：今回の真性めまい (vertigo) 患者はどうでしょうか．

R："new vertigo" のようです．"明確な誘因のないめまい" について確認した
いです．

S：患者は「今朝目覚めた時は特になんともなかったが，ベッドから起き上が
ろうとしたとき，突然激しいめまいに襲われた．」と言われました．

R：頭位性めまいの可能性があると思います．

S：そうですね．頭位性めまいで common な疾患は BPPV ですが，その可能
性についてどう思いますか？

R：もし BPPV であれば，「めまいが続く」ことはないように思います．脳血
管障害ではないでしょうか？

S：なるほど．確かに患者は「めまいが続く」と言っているようですね．この
場合，本当にずっと続いているのかどうかを確認することが重要です．"じっ
としていてもめまいが続いたのかどうか" を聴きます．

患者は「天井がぐるぐると回ったので，ベッドでじっとしていると，すぐに，
1分もかからずに，めまいは治まった．落ち着いたと思ったので寝返りをうっ
たところ，またぐるぐると天井が回った．慌ててもとに戻って，じっとしてい

た．じっとするとめまいはほどなく止まるのだが，動くこうとするとまためまい
が生じてしまうため，救急車を呼んだ．救急車に移動するときも，ひどいめ
まいが起こり，吐いてしまった．今はじっとしているとなんとか大丈夫だ．」
と言われました．

R：「めまいが続く」と言っても，めまいがし続けているのではなく，短時間
のめまいを繰り返している場合があるのですね．

S：そうなんです．それから，様々な原因で生じるめまいも，めまい発症から
時間が経過していくと頭位変換性のめまいの要素がでてきますが，"めまいが
生じた当初から" 頭位性めまいである場合は，BPPV と考えられます．本患者
の場合，当初から頭位性めまいであったことが確認できましたね．

　あとは，念のため脳幹症状などを確認しておくことは大切ですね．この患者
は，唾も飲めますし，痛覚の左右差もありませんでした．従いまして，画像検
査などは原則不要と考えます．

　その後は，Dix-Hallpike 法で BPPV を更に確認し，Epley 法にて治療を試
みてもよいでしょうし，点滴治療をして様子をみてもよいと思います．なお，
もしも少しでも BPPV に合致しない点（例えば，めまい発症当初はじっとし
てもめまいがなかなか治まらなかった，など）があれば，無理に Dix-Hallpike
法など試みず専門医に紹介したほうがよいのではないかと思います．

　さて，BPPV と一番鑑別が難しいのが，次項 (KQ 6-10) の「片頭痛性めまい」
と思います．

Key Question 6-10 反復するめまいをみたら，どのような疾患を考えるべきですか？

—椎骨脳底動脈系の TIA や BPPV のほかに，片頭痛性めまいを鑑別にあげるべきです.

病歴聴取のポイント
- "片頭痛の有無" を意識して聴く.
- めまいと頭痛が関係していると患者は思っていません.
- 自分が頭痛持ちと思っていない患者もいます.
- 自分の頭痛が片頭痛ではなく，緊張型頭痛と思っている患者もいます.

解説：

　KQ 6-6 〜 6-8 で述べたような診察を行い，脳血管障害を完全に否定した場合，従来は耳鼻科疾患 (BPPV など) と考えて耳鼻科に紹介されていたのではないでしょうか. しかし，耳鼻科では耳鼻科疾患ではないと言われ，お互いの信頼関係が崩れてしまうことを経験された方も多いのではないでしょうか？実はそのような患者のめまいの大部分は，片頭痛性めまいであった可能性があります. 片頭痛性めまいは一般住民の 1% 以上を冒していると報告され，一般住民における真性めまいの最も一般的な原因であるとも言われています.

　片頭痛性めまいの診断基準（Neuhauser et al. 2001）にて診断していきます.

< Definite migranous vertigo >
1) 中等度以上の発作性の前庭症状（回転性めまい，他の自己ないし他者の運動性幻覚，頭位性めまい，頭位変換により誘発されるめまいないしめまい感）
2) IHS 基準による片頭痛
3) 少なくとも 2 回のめまい発作中に以下の片頭痛性症状の少なくとも一つを伴う：片頭痛性の頭痛，光過敏，音過敏，視覚ないしその他の前兆
4) 他疾患が除外できる

< Probable migranous vertigo >
1) 中等度以上の発作性の前庭症状
2) 以下のいずれか：IHS 基準による片頭痛，めまい発作中の片頭痛性症状，片頭痛に特徴的な誘因によるめまい誘発（食物，不規則な睡眠，ホルモン変化），抗片頭痛薬への反応
3) 他疾患が除外できる

片頭痛性めまいの特徴

・発症年齢：高齢者を含む広い年齢層（7 〜 72 歳）
　　　　頭痛がめまいに先行する例が多い
・めまいの性質：多くは真性めまい (vertigo)
　　　　但し，毎回そうとは限らない
　　　　頭部運動での増悪を高頻度に認める　➡ BPPV と間違えられる
・めまい発作の持続時間：様々（秒〜日単位まで）
・頭痛とめまいの併発の程度：様々（毎回同時〜必ず別々まで）

文献：

- Dieterich and Brandt：Episodic vertigo related to migraine (90 cases): vestibular migraine? J Neurol. 1999；246：883-892.
- Neuhauser H, Leopold M, von Brevern M, et al：The interrelations of migraine, vertigo, and migrainous vertigo. Neurology. 2001：56；436-441.
- 園生雅弘ら：片頭痛性めまい　自験 23 例の臨床特徴とめまい患者中の相対頻度の検討．神経内科 2007；67：459-467.
- Lampert et al. Epidemiology of vertigo, migraine and vestibular migraine. J Neurol. 2009; 256: 333-338.
- 黒川勝己、園生雅弘：片頭痛とめまい；片頭痛性めまいの病態：診断〜治療まで．医学のあゆみ．2015；255：757-761

CASE STUDY (5)

【患　者】	5X 歳，女性
【主　訴】	めまい
【現病歴】	今朝起床時から，ぐらぐらするめまいが生じた．動くとめまいがひどくなり，歩くのもやっとの状態である．

S：動くと増悪するめまいのようです．どう考えますか？

R：動くと増悪するので，誘因はありそうです．"new vertigo" かどうかを確認したいです．

S：そうですね．患者に聴くと，3 年前からめまいが出るようになり，同じようなめまいを繰り返しているそうです．

R：ということは，「真性めまいの Red Flags」はないので，BPPV を考えたいです．

S：脳血管障害は否定的と考えられますね．念のため，脳幹症状などを確認しましたが，そのような症状はありませんでした．では，もう BPPV と確定診断してよいでしょうか？その前に，必ず聴いておくべきことがあります．

R：あっ，頭痛ですか？

S：そのとおりです．患者は「30 代後半から頭痛を繰り返している．」と言われました．次は，頭痛の性状を聴いて，片頭痛の可能性を検討します．患者は「片側で，どくんどくんと拍動する頭痛が 2 ～ 3 日続く．頭痛の際には，光がまぶしく感じるし，音がうるさく不快に感じる（光過敏・音過敏）．頭痛がひどいと嘔吐する．体動で頭にひびくし，日常生活に支障をきたす．」と言われました．

R：片頭痛持ちと思います．

S：そうですね．そうと分かれば，頭痛とめまいの関係を確認しましょう．患者は「3 年前に子宮筋腫の手術をした後から頭痛発作が増え，めまいも出るようになった．めまは回転性のときもあり，動くとひどくなるので動けない．歩くのもやっとである．半分くらいは頭痛と同時に起こるが，頭痛だけ，めまいだけのこともある．めまいだけのときにも，光音過敏になる．頭痛とめまいが同時に起こるときは，大抵は頭痛が先にとまって，めまいはさらに 3 ～ 4 日残る．これが月に多いと数回起こっていた．出ない日は全く平気である．」と言われました．

R：めまいと頭痛に関連がありそうです．めまいのときに，片頭痛関連の症状を伴っているのですね．

S：はい．患者には，生活習慣病もありませんでした．脳血管障害ではなく，片頭痛性めまいが最も考えられることを説明し，片頭痛の治療薬を投与したところ，頭痛もめまいも生じなくなっており，「3 年間苦しんだ，今までがなんだったんだろうと思うくらい．」と言われました．治療効果と併せて，片頭痛性めまいと診断してよいと思います．

　このように，めまいをめまいの薬で治療してもあまり効果がないのに，片頭痛の治療薬（塩酸ロメリジン，バルプロ酸など）でめまいまで治るので，患者にとても感謝されます．名医と呼ばれるかもしれませんね．

　なお，片頭痛と緊張型頭痛との鑑別は，必ずしも容易ではありません．肩こりは片頭痛でも生じます．拍動性頭痛はなく肩こりが強い，と行った方でも頭痛で嘔吐するようなら，その頭痛は片頭痛と考えられます．頭痛の診断も重要になります．

CONTENTS

III. よくみる症状への対処（症状篇）

7. 上手にしびれを診るには？

Key Question 7-1
「しびれ」を訴える患者をみる場合どう診たらよいですか？

Key Question 7-2
患者が「しびれ」と言えば，"ジンジン・ビリビリしている"と
考えてよいですか？

Key Question 7-3
「しびれの Red Flags」は何ですか？

Key Question 7-4 　　*CASE STUDY (1)*
脳血管障害を見逃さないためのポイントは何ですか？

Key Question 7-5 　　*CASE STUDY (2)*
ギラン・バレー症候群を見逃さないためのポイントは何ですか？

Key Question 7-6 　　*CASE STUDY (3)*
糖尿病性多発ニューロパチーを診断するポイントは何ですか？

Key Question 7-7 　　*CASE STUDY (4)*
頸椎症，腰椎症のしびれはどのような特徴がありますか？

Key Question 7-8 　　*CASE STUDY (5)*
手根管症候群 (CTS) のしびれはどのような特徴がありますか？

Key Question 7-1 「しびれ」を訴える患者をみる場合どう診たらよいですか？

— 以下の順に対応します．

① まず患者の訴える「しびれ」がどのような性質・病態なのかを明らかにします． ➡ KQ 7-2
② 「しびれの Red Flags」を確認します． ➡ KQ 7-3
③ 「しびれの Red Flags」が認められる場合，緊急を要する疾患（特に脳血管障害，ギランバレー症候群）を見逃さないようにします． ➡ KQ 7-4, 7-5
④ 糖尿病の人が「しびれ」を訴えた場合，典型的な糖尿病性多発ニューロパチーに合致するかを確認します．典型的でない場合は他の疾患による可能性を疑います． ➡ KQ 7-6
⑤ 余裕があれば，common disease である頸椎症，腰椎症，CTS の可能性を検討します． ➡ KQ 7-7, 7-8

解説：

　「しびれ」の原因疾患を診断するのは決して容易ではありません．原因疾患を突き止めるには，詳細な神経解剖の知識，正確な神経学的所見をとる技量，更には針筋電図などの電気生理検査の知識・技術が必要です．従って，プライマリケアにおいて「しびれ」の原因疾患を全て診断することは不可能ですし，そうする必要もないと思います．

　プライマリケアにおいて要求されることは，何と言っても緊急性のある疾患 (critical disease) を見逃さないこと，特に「脳血管障害」と「ギラン・バレー症候群」を見逃さないことだと思います．「脳血管障害」も時間との勝負ですが，「ギラン・バレー症候群」も発症から治療までの時間が勝負の分かれ目となります．緊急性のある疾患が疑わしければ，直ちに専門医に紹介をすることが要求されます．

　次いで，プライマリケアでよく診られている糖尿病患者が「しびれ」を訴えた場合，安易に糖尿病が原因と断定せず，他の疾患の可能性がないかどうかを検討することだと思います．例えば「頸椎症」が原因なのに糖尿病と誤診してしまうと，治療が遅れてしまいます．典型的な糖尿病性多発ニューロパチーでよいかを確認し，少しでも矛盾する場合には，専門医に紹介するべきだと思われます．

　最後に，もし余裕があれば，common disease である「頸椎症」，「腰椎症」および「手根管症候群」の可能性について検討してもよいと思います．但し，その正確な鑑別は専門医に紹介することが望ましいと思います．

Key Question 7-2　患者が「しびれ」と言えば，"ジンジン・ビリビリ している"と考えてよいですか？

― 患者の訴える「しびれ」には様々な病態が含まれます．従って，まずは 患者の訴える「しびれ」がどのような病態・性質を表しているのかを明ら かにします．

　「しびれ」には，３つの病態が含まれます．
① 異常感覚
② 感覚鈍麻
③ 運動障害

解説：

　患者の訴える「しびれ」にはいくつかの病態があります．まずは，その「し びれ」がどのような病態を意味するかを明らかにします．

　例えば，急に「手がしびれた」という訴えが「右手の力が入らなくなった」 という"運動障害"（この場合は運動麻痺・筋力低下）のことであり，原因は 圧迫性の橈骨神経麻痺というケース，あるいは「足がしびれている」という訴 えが実は「思う様に歩けない」という"運動障害"（この場合は無動などの錐 体外路症状）のことであり，原因はパーキンソン病であったケースもあります．

　ある患者は，「風呂に入ったら右足は温かく感じたのに左足は温かさが分か らなかった．」という"感覚鈍麻"を「しびれ」と表現していました．「両足裏 が正座の後のようにじんじんしている．」という場合は"異常感覚"です．

　従って，「そのしびれは，動かしにくいことですか，感覚が鈍いのですか， それともじんじん・びりびりしているのですか？」などと言い換えて聴くこと が大切です．当然，複数の病態が存在する場合もあります．

　この段階で病態・性質の解釈を誤ると診断にはたどり着くことができません ので，大変重要なスッテプです．

Key Question 7-3 「しびれの Red Flags」は何ですか？

― "急性発症のしびれ" と "顔面を含むしびれ" の２つがあります．

① 急性発症のしびれの原因には，脳血管障害，急性脊髄圧迫性病変やギ
   ラン・バレー症候群など，早期の対処が必要な疾患が含まれます．
② 顔面を含むしびれは，脳あるいは脳神経の疾患が示唆されます．

解説：

　急性発症のしびれの原因として，脳血管障害，多発性硬化症，急性脊髄圧迫
病変，急性圧迫性ニューロパチーやギラン・バレー症候群などがあります．

　急性脊髄圧迫病変として，頸髄硬膜外血腫，頸椎症性脊髄症や転移性腫瘍な
どがあります．頸髄硬膜外血腫は，突然発症〜急性発症の，顔面麻痺や言語障
害を伴わない片麻痺を呈します．本疾患を脳梗塞と誤診して rtPA を投与しな
いためにも，その認識は重要です (➡ **KQ 3-1**)．週単位の急性〜亜急性進行の
頸椎症性脊髄症もしばしば見られます．胸髄レベルでの転移性腫瘍による脊髄
圧迫によって，日〜週単位の急性進行する対麻痺を呈することがあります．急
性圧迫性ニューロパチーとして，橈骨神経麻痺や腓骨神経麻痺などが挙げられ
ます．このように，急性発症のしびれの原因疾患には，早期の対処が必要な疾
患が多いため，神経専門医への紹介が望まれます．

　次に，顔面のしびれも要注意です．顔面のしびれは，原則頸椎症などで生じ
ることはなく，頭の病変（脳あるいは顔面神経・三叉神経など）を示唆する重
要な所見です．手のしびれを訴える患者に，顔面にもしびれが認められた場合，
脳の疾患が考えられます．そのため，必ず「しびれは顔にもありますか？」と
聴きます．

Key Question 7-4 脳血管障害を見逃さないためのポイントは何ですか？

— 以下の特徴があれば脳血管障害を疑い，専門医に紹介します．

① 急性発症のしびれ：脳血管障害の可能性があります．
② 日中活動時発症のしびれ：脳血管障害の可能性は更に高くなります．
③ 顔面を含むしびれ：脳血管障害の可能性があります．

解説：

　一般に「しびれ」が感覚の症状である場合は，脳血管障害は多くありません．一方「しびれ」が運動障害の要素を含む場合には，突然発症であればかなり高い確率で脳血管障害です．従って，「しびれ」が感覚症状なのか運動障害の要素を含んでいるのかを確認すること (KQ 7-2) は大切です．

　脳血管障害の症状は，一般に半身にみられますが，稀に小さな脳梗塞で手先のみ（あるいは稀ですが足先のみ）のしびれ（感覚症状，運動障害いずれも含む）を生じます．従ってしびれの分布のみで脳血管障害を完全に否定することは困難です．

　最も重要な鑑別のポイントは発症様式（経過）です．脳血管障害は，なにより急性発症です．前日は無症状だったのに今朝起床時からしびれがある場合には急性発症と考えられ，（睡眠中に生じた）脳血管障害の可能性があります．なお，起床時からのしびれを来す疾患として，運動症状であれば圧迫性ニューロパチー（橈骨神経麻痺など），感覚障害であれば手根管症候群（睡眠中に手根管の圧力が高まるため起床時に症状がでる，あるいは強くなる）も鑑別に挙ります．もししびれが日中活動時に急性発症したら，圧迫性ニューロパチーは否定的となるため脳血管障害の可能性はかなり高くなります．

　顔面にしびれがあれば脳血管障害の可能性があり，"手口症候群" という呼び名もあります．なお，急性発症の顔面の運動麻痺であれば，ベル麻痺が鑑別疾患に挙りますが，この疾患も早期の対処が必要なので専門医に紹介が望ましいと思います．

　また，脱髄性疾患（多発性硬化症）も急性発症しますが，この疾患も専門医に紹介すべき疾患です．従いまして，上記３つの特徴のいずれかがある場合には専門医へ紹介すべきと考えます．

CASE STUDY (1)

【患　者】	7X 歳，男性
【現病歴】	朝食の際，右手がしびれてはしが使えないため，近医を受診した．右の橈骨神経麻痺と診断され，神経内科に紹介受診した．
【既往歴】	高血圧，糖尿病

指導医（S）：右手のしびれを訴える患者ですが，どのようにアプローチしたらよいでしょうか？

研修医（R）：まず患者の訴える「しびれ」の病態・性状を確認します．はしが使えないので，運動障害があるのでしょうか．

S：そうですね．この患者に確認すると，右手の力が入らずはしが持てない，と言われました．じんじんといった異常感覚はなく，また感覚の鈍さも自覚はされていませんでした．

R：やはり，患者は運動障害・筋力低下の状態を「しびれ」と言ったのですね．右の橈骨神経麻痺と前医で診断されていますが，下垂手になっているのでしょうか？

S：はい．右手が下垂しており，右手首を反ったり，手指を伸ばしたりすることが困難になっていました．ちなみに，右足などに脱力はありませんでした．

R：右の下垂手のみであり，朝食の際に気づかれているようなので，前医の診断のように寝ている時に圧迫性の右橈骨神経麻痺が生じたのではないでしょうか？

S：確かにその可能性はありますね．もし圧迫性であれば，起床時から症状があるはずです．いつ麻痺が生じたかを詳細に確認することは，とても大切です．私が確認すると，「起床時には特に問題なかった．洗顔時にも異常を自覚しなかった．朝食を食べ始めた時も最初ははしを使えた．朝食中に突然はしが使えなくなった．」と言われました．

R：ということは，圧迫性による病態は考えにくいのではないでしょうか？

S：念のため確認しましたが，朝食中に右腕を圧迫するような体勢はとっていないとのことでした．圧迫性機序が否定的ですので，どのような機序を考えるべきでしょうか？

R：急性発症であり，活動時ですので，脳血管障害の検索が必要だと思います．

S：そのとおりです．この病院では緊急頭部 CT のみが施行でき，脳出血のような異常は認めませんでした（**図 1**）．このような場合，どのように対応しますか？

R：頭部 CT では，急性期の脳梗塞は指摘困難なので，脳梗塞を否定することはできないと思います．脳梗塞としての治療は開始すべきではないでしょうか？

S：そうですね．この患者の場合も，脳梗塞として入院治療をしました．翌日頭部 MRI（図 2）が施行でき，左大脳皮質のちょうど手の領域に一致する部位に小さな脳梗塞があることを確認できました．なお，本患者の頸動脈エコー検査で内頸動脈起始部狭窄を確認し，同部位から血栓が遊離して皮質枝に塞栓を起こした血管原性塞栓（artery-to-artery embolism）と考えました．

さて，片麻痺であれば，脳梗塞を疑いやすいですが，本患者のような局所の麻痺を呈する場合もありますので，急性に発症した麻痺を診た場合は，いつ発症したのかを詳細に確認することが大切ですし，もしもいつ発症したのかが明らかではない場合は，脳梗塞の可能性もあるため，専門医へ紹介するのがよいですね．

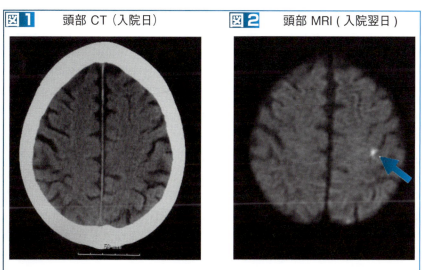

図1 頭部 CT（入院日）　図2 頭部 MRI（入院翌日）

頭部 CT では異常を指摘できない．頭部 MRI 拡散強調画像では，左大脳皮質の手の領域に相当する部位に高信号スポットを認める（矢印）．

Key Question 7-5　ギラン・バレー症候群を見逃さないポイントは何ですか？

— 以下に挙げる特徴を知っておく. 疑わしければ, 直ちに専門医に紹介する.

① 急性発症の四肢麻痺（近位筋遠位筋とも障害されることが多い.）
② 腱反射の消失（但し, 亢進する場合もある.）
③ 先行感染（但し, 必須ではない.）

解説：

　ギラン・バレー症候群 (Guillain-Barré 症候；GBS) は免疫性末梢神経障害の代表的疾患です. 先行感染に対する免疫応答に関連して末梢神経の構成成分（髄鞘・軸索）を標的とする自己抗体が産生されるため発症する急性の多発根ニューロパチー (polyradiculoneuropathy) です. 免疫応答の標的となっている部位の違いによって脱髄型と軸索型に分けられます. 年間発症率は 10 万人に 1 ～ 2 人とされ, 先進国における急性四肢麻痺の原因として最も頻度の高い疾患であるとともに, 呼吸筋麻痺のため呼吸管理を要したり致命的な自律神経障害を来したりする重症例がある neurological emergency であり, プライマリケア医にとっても十分認識しておくべき疾患です.

　呼吸器系や消化器系の良性ウイルス感染症（上気道炎や腸炎）の後に 7 ～ 10 日して運動優位のニューロパチーを発症するのが最も一般的であり, 先行感染因子として *Campylobacter jejuni*, *Mycoplasma pneumoniae*, インフルンザ桿菌, *Epstein-Barr* ウイルスなどが知られています.

　GBS の症状は運動麻痺が優位ですが, 感覚障害が主に脱髄型ではみられます. 症状は 4 週間以内にピークを迎え, その後徐々に回復していきますが, ピーク時には著明な四肢麻痺のためベッド上寝たきりとなったり, 呼吸筋麻痺のため呼吸管理を要したりする重症例があります. また, 自律神経障害の著明な例では, 血圧の乱高下や不整脈を来たし致命的な可能性があるため ICU 管理が必要になりますので, ICU があり脳神経内科医がいる病院への搬送が必須となります.

　GBS の診断は, 症状の分布（近位筋遠位筋とも障害されることが多い）とその時間経過, 末梢神経障害を示唆する腱反射消失（但し軸索型では時に亢進する場合もある）, 先行感染の有無などとともに, 神経伝導検査 (NCS), 髄液検査での蛋白細胞解離, 抗ガングリオシド抗体検索などの補助診断を用いて行われます. 脱髄型と軸索型を鑑別するには NCS を含めた電気生理検査が必要ですが, 初期対応は同じなので, プライマリケアにおいては両者の区別は考えなくてよいと思います.

発症から治療開始までの期間が予後に影響するため，早期診断が重要となります．従って，プライマリケアにおいて"急性発症の四肢麻痺"を診た場合には，直ちに専門医に紹介することが必要です．

CASE STUDY (2)

【患　者】	6X 歳，男性
【現病歴】	血圧が高く気分が悪い，手足がしびれる等の症状のため，昨日近医を受診した．手足のしびれは，手根管症候群や腰椎椎間板ヘルニアによるものと言われた．自分や妻はこれまで通りの話し方だと思っていたが，構音障害があると言われ，詳しく診察されたところ運動失調があると言われた．頭部 CT では明らかな異常は指摘されなかったが，脊髄小脳変性症などを疑われたため，当科に紹介受診した．
【既往歴】	腰椎椎間板ヘルニア

S：「小脳性運動失調の疑い」という紹介状を持って患者が受診されました．患者の主訴として「手足のしびれ」があるようです．さて，このような患者さんに対して，どのようにアプローチしたらよいでしょうか？

R：「手足のしびれ」に関しては，まず患者の訴える「しびれ」の病態・性状を確認したいと思います．

S：「手足のしびれ」については，手足にジンジンした感じがあると言われました．病態・性状を確認した後は，どのようなことを知りたいですか．

R：手足の"異常感覚"があるのですね．では，その経過を知りたいと思います．急に起こったのか，以前からあるのかを知りたいです．

S：そうですね．当科受診の3日前にまず左足がジンジンし，翌日には右足や両手にもジンジンした感じが生じた，と言われました．患者は，腰椎椎間板ヘルニアでかかっている整形外科を受診し，そこでは湿布と電気治療をうけたそうです．症状が改善しないため近医（今回の紹介医）を受診し，手根管症候群や腰椎椎間板ヘルニアのせいだろうと言われていますが，この経過（病歴）はそれでよいでしょうか？

R：手足の"異常感覚"は，急性の経過をとっているように思います．緊急を要する疾患である脳血管障害やギラン・バレー症候群を鑑別すべきではないでしょうか．今回両側に症状があるので，脳血管障害は考えにくいと思います．ギラン・バレー症候群（GBS）の可能性を検討したいと思います．

S：素晴らしい．急性発症ですから，GBS は検討すべきですね．GBS は一般に筋力低下を生じますので，そのことを確認することが大切です．そのようなことも含めて，患者に「困っていることはなんですか？」と伺いますと，「2日前ころから歩きにくいと感じており，日に日に歩きにくさがひどくなっている．歩きにくいことが一番困っている．」と訴えられました．つまり，歩行困難が主訴であり，歩行困難や手足の異常感覚が急性に発症していると考えられました．さて，診察にうつる前に，まだ病歴で確認したいことがありますか？

R：GBS の可能性がありますので，先行感染について聴きたいです．

S：大事なポイントですね．患者は約 2 週間前に，寒気がし鼻水が出て，咳もするようになり，他院にてかぜとして 4 日間治療をうけたそうです．

R：先行感染もありそうですので，益々 GBS の可能性があると思います．

S：そうですね．プライマリケアではこのような病歴を聴いて GBS 疑いと診断できれば十分だと思います．さて，その後の診察（神経学的所見）は専門医にまかせてもよいと思いますが，もし診察するとしたら，どのような所見を確認することが有用でしょうか？

R：腱反射をみて，減弱ないし消失しているかを確認します．また徒手筋力検査をして筋力低下を確認します．

S：そのとおりです．腱反射や徒手筋力検査は簡単な手技ではありませんので，非専門医が行う場合，自信が持てないことがあると思います．あくまで参考程度にしておいて，それよりも先ほどまでの病歴聴取が重要だと思います．さて，患者の腱反射は上肢で減弱し，下肢では消失していました．徒手筋力検査を行ったところ，上肢は三角筋が 4，手関節屈曲・伸展ともに 4+，下肢ハムストリングス 4-，前脛骨筋 4 などと，筋力低下は近位筋遠位筋ともに認められました．なお，運動失調に関しては，下肢の深部感覚障害が明らかに認められて，構音障害ははっきりしなかった（本人および妻ともにいつも通りの話し方であるとも言われました）ため，小脳性運動失調よりも深部感覚障害性運動失調と思われました．

　診察後に，神経伝導検査と髄液検査を施行した上で，免疫グロブリン大量療法を施行し，患者の症状は改善されました．

　少し踏み込んで解説しますと，神経伝導検査（**図 1**）の所見から，患者は脱髄型 GBS と考えられました．「血圧が高くて気分が悪い．」と言われていたのは，自律神経障害による血圧の乱高下があったためであり，これも脱髄型 GBS の特徴のひとつと考えられます．

　GBS は，呼吸不全や先ほどの自律神経障害により致命的になる場合もある neurological emergency です．かかりつけ医で病歴を詳しく聴かずに安易にい

つもと同じ治療をすることは避けたいです．また，非専門医は神経学的所見を重視するのではなく，やはりポイントを押さえた病歴聴取を最重視したいですね．

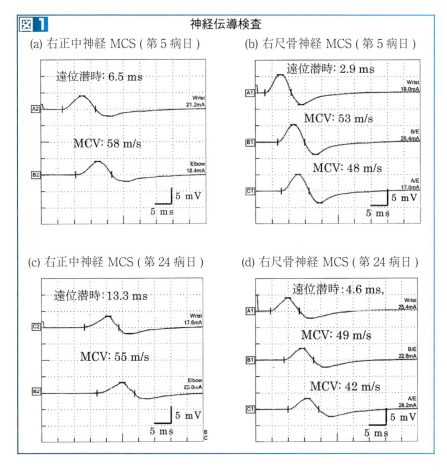

運動神経伝導検査(MCS)の遠位潜時は，病初期(第5病日)よりも回復期(第24病日)において延長が顕著になっている（正中神経は6.5 msから13.3 msに，尺骨神経は2.9 msから4.6 msに延長）．これは脱髄型GBSに特徴的な所見である．

Key Question 7-6　糖尿病性多発ニューロパチー (DPN) を診断するポイントは何ですか？

— 以下に挙げる典型的な特徴を知っておく．非典型的な点であれば，他疾患を疑い，専門医に紹介する．また，DPN の確定診断には神経伝導検査が必須であることを知っておく．

① 感覚症状で初発する．（非典型的：運動症状で初発する．運動症状が強い．）
② 足先からしびれて，足関節部〜下腿へと上行する．進行すれば手先にも症状が広がるが，症状の程度は足の方が強い．（非典型的：手だけに症状がある．手から症状が始まる．手の方が症状の程度が強い．）
③ 両側同時に左右対称性にしびれる．（非典型的：左右いずれかから発症し，反対側に症状がでるまでの期間が長い．程度の明らかな左右差がある．）

解説：

　プライマリケア医は糖尿病を見る機会が多いと思います．糖尿病の人が「しびれ」を訴えた際，最も多い原因は「糖尿病性多発ニューロパチー (diabetic polyneuropathy; DPN) 」です．だからと言って全てを直ちに DPN と診断してしまわず，他疾患の可能性を検討することが必要と思います．

　そのためにはまず典型的な DPN にはどのような特徴があるかを知り，少しでも非典型的な症状があれば他疾患の可能性を考え専門医に紹介することが大切です．

　DPN は "多発ニューロパチー" ですので，"多発ニューロパチー" の病態・特徴を理解することが必要です．ニューロパチー（＝末梢神経障害）の中で，神経（軸索）の長さに比例する障害を呈するタイプを "多発ニューロパチー" と呼びます．上肢よりも下肢のほうが神経（＝軸索）は長いので，"多発ニューロパチー" では，下肢，特に下肢の遠位部の足趾から症状が生じます．また，運動神経は下肢の最遠位については障害が起こっても症状を出しにくい，運動神経では神経再支配による代償が働くという2つの理由のために，感覚系の症状で初発することが多い特徴があります．つまり "多発ニューロパチー" では，まず両足先同時に左右対称性に症状（しびれなど）が出現し，足関節部〜下腿へと上行します．進行すれば両手先にも症状が広がりますが，それでも症状の程度は足の方が強い特徴があります．感覚障害は手袋靴下型を呈します（**図 1**）．

| 図1 | 多発ニューロパチーでみられる"手袋靴下型"のしびれの分布 |

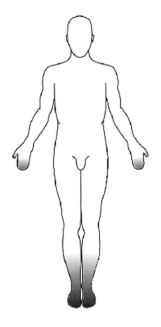

手の範囲は足の範囲に比べて非常に狭く程度も軽いことに注意．つまり，厳密には普通に考える"手袋靴下"ではありません

 進行例では筋力低下や筋萎縮が見られますが，これも遠位筋ほど優位です．腱反射は低下するのが一般的であり，特にアキレス腱反射が早期に低下消失します．
 以上の特徴に合致するかどうかを確認し，非典型的な症状があれば DPN 以外の疾患を考え，専門医に紹介すればよいと考えます．例えば，糖尿病では，手根管症候群，後縦靱帯骨化症 (OPLL)，OPLL 以外の普通の頸椎症の合併が多いことが知られています．手だけに症状がある，手から症状が始まっている，手の方が症状の程度が強い，あるいは左右差を認めるといった場合には，これらの疾患の可能性を考える必要があります．糖尿病に頸椎症を合併し，頸椎症性脊髄症によりしびれ，歩行障害，膀胱直腸障害を来したため手術適応と考えられる症例を，糖尿病性ニューロパチーとして放置することは避けなければならないと思います．
 更に述べますと，比較的稀ではありますが，頸椎症においてもしびれの分布が手袋靴下型になる例（偽多発ニューロパチー型）があります．従いまして，頸椎症を伴う糖尿病患者にしびれがある場合，一度専門医への紹介が望ましいと思います．

なお，上記の特徴から臨床的に"多発ニューロパチー"と診断するのですが，DPN の確定診断には神経伝導検査 (NCS) が必須です．NCS は障害の程度の定量評価ができる他，軸索型と脱髄型の鑑別ができます．典型的な DPN は軸索型なので，それ以外の"脱髄型ニューロパチー"を発見することができます．例えば，慢性炎症性脱髄性多発根ニューロパチー (CIDP) の亜型である distal acquired dem yelinating symmetric neuropathy (DADS) は明らかに遠位優位・感覚障害優位で一見"多発ニューロパチー"（＝軸索型）と思われますが，脱髄型ニューロパチーであり，NCS にて初めて判明する場合があります．

最後に，"多発ニューロパチー"の病因としては，糖尿病の以外の代謝性（アルコール，尿毒症），中毒性，薬剤性，傍腫瘍性および遺伝性などがあることも知っておくとよいと思います．

CASE STUDY (3)

【患　者】	6X 歳，女性
【現病歴】	約 10 ヵ月前から両足趾のしびれが生じた．最近になって両手指にもしびれが生じたため，当科を受診した．

S：手足のしびれを訴える患者です．このような主訴の患者はとても多いと思います．

R：まず患者の訴える「しびれ」の病態・性状を確認したいと思います．

S：手足のしびれは，ジンジンとした感覚だと言われました．力は入ると言われました．歩行でややふらつきも自覚されていました．

R：しびれは，主に"異常感覚"のようです．約 10 ヶ月前から症状があるようなので，急性発症とは言えず，脳血管障害やギラン・バレー症候群は否定的と考えます．足から症状が起こり，しばらくして手に広がって行ったという経過からは，多発ニューロパチーが考えられると思います．

S：そうですね．その時大切なのは，左右差がないことを確認しておくことです．両側ほぼ同時に症状が起こり，左右でほぼ同程度の異常があるのかどうかを確認し，多発性単ニューロパチーではなく，多発ニューロパチーの病態であることをきちんと確認しておきましょう．この患者の場合，手足ともに左右差は自覚されていませんでした．ちなみに，参考までに診察所見は，腱反射は下肢で減弱，粗大筋力は正常，表在感覚が手袋靴下型に障害され，深部感覚も下肢で障害（振動覚が低下）していました．従いまして，診察所見も，多発ニューロパチーとして合致しますね．では，どのような疾患が鑑別に挙りますか？

R：多発ニューロパチーと考えられ，感覚優位のニューロパチーと思われるので，やはり糖尿病性多発ニューロパチー (DPN) を鑑別に挙げたいと思います．
S：そのとおりですね．糖尿病の検索は必要ですね．この患者では，随時血糖 129 mg/dl，HbA1c 6.1 (NGSP) でした．
R：耐糖能障害がありそうです．耐糖能障害による多発ニューロパチーによる"異常感覚"と診断したいです．
S：ほとんどの場合，その診断でよいと思います．しかし，最終的に確定診断するためには，ある検査が必要でしたね．
R：あっ，神経伝導検査 (NCS) ですか？
S：そうです．DPN と確定診断するためには，NCS は必須です．この患者の場合，NCS を施行すると，著明な遠位潜時延長や伝導速度低下を呈する脱髄型の所見でした（図1）．典型的な DPN は神経伝導速度の軽度低下などの若干の脱髄の要素はあるものの主に軸索型の所見を呈します．本患者は，慢性炎症性脱髄性多発根ニューロパチー (の亜型である distal acquired demyelinating symmetric neuropathy) だったのです．患者は，免疫グロブリン大量療法にて，異常感覚や運動失調が改善されました．

本患者のように，一見典型的な多発ニューロパチーを呈し，耐糖能障害があり，DPN と診断されている患者の中に，免疫療法にて治療可能な疾患が紛れており，NCS によって初めて判明することがあるという知識を持っておくことが必要です．

問診が最重要ではありますが，その上で，検査の必要性もある，ということです．

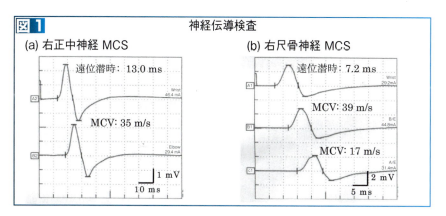

図1 神経伝導検査

遠位潜時の延長（正常値：正中神経 < 4 ms，尺骨神経 < 3.1ms）および運動神経伝導測度 (MCV) の低下（正常値：正中神経 > 46 m/s，尺骨神経 > 48 m/s）を認めており，明らかな脱髄型ニューロパチーの所見である．

Key Question 7-7　頸椎症, 腰椎症のしびれはどのような特徴がありますか？

― 以下の特徴があります.

① 背部痛（頸部あるいは肩甲部痛）を伴う上肢のしびれ：頸椎症性神経根症の可能性があります. 注意：疼痛を患者によっては「肩こり」「寝違い」と思っている場合があります.
② 首の動き, 咳・くしゃみで出現・増悪する上肢のしびれ：頸椎症性神経根症の可能性があります.
③ 立位や歩行の持続によって出現・増悪し, 前屈や座位で軽快する臀部や下肢のしびれ：腰部脊柱管狭窄症の可能性があります.

解説：

頸椎症性脊髄症ならびに神経根症は中高年齢層に多い疾患です. 頸椎症性神経根症は 40 ～ 60 歳代で多く（74 ～ 81%, 20 歳代 1%）, 頸椎症性脊髄症の発症頻度は 70 歳代で最も高いとの報告があります.

頸椎症性神経根症は, ほとんどが片側の頸部あるいは肩甲部（肩甲骨部・肩甲間部・肩甲上部）の疼痛で発症します. 脊髄神経後枝が頸部・肩甲部に延びているため, 放散痛のように背部に痛みを感じると考えられています. なお, 痛みを「肩こり」,「寝違い」と認識している場合もあり, 問診の際に注意を要します. しびれはしばしば朝方改善し, 午後・夕方に増悪します. 首の動き（特に後屈）, 咳・くしゃみ・いきみで出現・増悪します.

一方, 頸椎症性脊髄症は左右いずれかのしびれで発症し, 両側性となります. しびれの程度はほとんど日内変動しません. 首の動きで増悪するのは同様です. なお, 頸椎症性脊髄症で, 歩行障害や膀胱直腸障害が急速に増悪している場合は緊急の手術適応になります. 前述したように (KQ 7-6), この症状を糖尿病によるしびれとして放置していると対応が遅れることになりますので, 要注意です.

腰部脊柱管狭窄症は, 腰椎において神経組織と血管のスペースが減少することにより臀部痛や下肢痛がみられる症候群であり, 腰痛はあってもなくてもよいとされています. 歩行していると歩けなくなり, 休むと（特に座って休むとよく, 立ったままでは改善しない）また歩けるという間欠性跛行が特徴です. 前屈位や座位保持によって症状が軽快するのが神経性間欠性跛行であり, 立ったままで休んでもまた歩けるようになる場合には, 末梢動脈疾患 (peripheral artery disease; PAD) による間欠性跛行と考えられます.

CASE STUDY (4)

【患　者】	4X 歳，男性
【現病歴】	これまでも時に左肩の痛みがあった．日曜日に 30 kg の子供を抱えたり，肩に乗せたりした．翌日から左肩を中心とした痛みがあり，左手のしびれも生じた．痛みは左肩周囲，肩甲部，肘，あるいは上腕や前腕にも認めた．左手指のビリビリしたしびれ感があり，第2指が最も強く，紙ヤスリでこすられるような感じもした．じっとしていても痛いが，腕を動かすと更に痛みが増した．痛みのために眠れない日が数日続いた．しばらくすると，力が十分入らないために自動車のシートベルトを左腕でバックルに押し込むことができなくなった．肩関節 MRI で腱板損傷が示唆された．

S： しびれと痛みを訴える患者ですが，どのようにアプローチしたらよいでしょうか？

R： 患者の訴える「しびれ」には，"異常感覚"の要素があるようです．また，左上肢に筋力低下もあるようです．急性発症のようですから，まずは脳血管障害やギラン・バレー症候群 (GBS) も除外しておく必要があるのでしょうか？

S： なるほど，急性発症の場合は一度は緊急性のある疾患を除外しておくことは大切ですね．さて，脳血管障害でも局所の"異常感覚"を生じうるのですが，この患者の様に強い疼痛は一般的には認めないと思います．GBS でも異常感覚や疼痛を認めることもありますが，左上肢のみの症状に留まるのは非典型的です．

R： 脳血管障害や GBS といった緊急を要する疾患が否定的と考えられたら，次は一般的な疾患の鑑別になると思います．この患者の場合は上肢の症状ですから，頸椎症や手根管症候群の可能性を検討すべきでしょうか？

S： そうですね．頸椎症による神経障害には，頸椎症性神経根症と脊髄症がありますが，患者の症状はそのいずれかに合致するでしょうか？

R： 患者は，背部痛を伴っていますので頸椎症性神経根症の可能性があると思います．

S： そうですね．ちなみに，左第2指は C7 領域ですし，自動車のシートベルトを押し込む際には，肘を伸ばす動作であり，上腕三頭筋の筋力低下の所見と考えられますので，左 C7 神経根症の可能性があると考えられます．この患者は，針筋電図検査にて左 C7 神経根症の所見を確認しました．更に頸椎 MRI においても左 C7 椎間孔の狭小化が確認されました（**図 1**）．当初は，肩関節 MRI にて腱板損傷も疑われましたが，頸椎症性神経根症だった1例です．

図1　頸椎 MRI

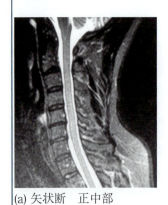
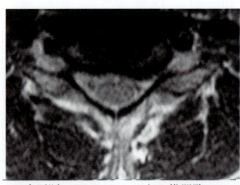

(a) 矢状断　正中部　　　　(b) 水平断　C6/7 レベル（C7 椎間孔レベル）

左 C7 椎間孔の狭小化を認める．

Key Question 7-8	手根管症候群 (CTS) のしびれはどのような特徴があ りますか？

— 病歴で以下の特徴を確認します．Pitfall に注意します．

① 夜間・起床時に増悪があれば CTS の可能性があります．
② 作業で増悪，手をふると改善すれば CTS の可能性があります．
③ Pitfall：第 5 指まで含めた手全体に症状が及ぶことがあります．
④ Pitfall：前腕，肘，肩などのしびれ感，重い感じ，違和感を訴えるこ とも多いです．

解説：

　手根管症候群 (carpal tunnel syndrome：CTS) では，しびれは朝方に強く，夜間に痛みで目が覚めることもあります．これは，手根管内部の圧力が睡眠中に高まるためと言われています．更に，草むしりなど手作業をした後や運転でハンドルを握っている時などに症状が増悪します．どのような時に増悪するかを聴くことが大切です．基礎疾患として糖尿病，関節リウマチ，甲状腺機能低下症，透析，妊娠，末端肥大症などの既往歴を確認します．なお，患者の中には第 5 指もしびれていると錯覚されている場合もありますし，しびれが前腕や肩にまで広がることもあります（CTS の proximal symptom）．小指にもしびれがある，あるいは前腕にも症状がある，からといって，安易に CTS を除外はできません．

　CTS を疑った場合は，専門医に紹介してください．診断は神経伝導検査 (NCS) が必要になります．その NCS も，ルーチンの検査では軽度の CTS を見逃す可能性がありますので，感度の高い検査（ring finger method などの比較法など）までできる施設への紹介が望まれます．

CASE STUDY (5)

【患　者】	6X 歳，女性
【現病歴】	3 ヵ月前から，右手のしびれが出現した．肩の痛みもある．肩の痛みは肩関節周囲炎と言われた．上腕や前腕の痛みもあり，線維筋痛症疑いとも言われた．しびれ・痛みに対して内服薬をもらっているが，手のしびれがひどくなり，痛みに感じるようになり，紹介受診した．
【既往歴】	シェーグレン症候群

S：右手のしびれを訴える患者ですが，どのようにアプローチしたらよいでしょうか？

研修医（R）：右手の「しびれ」の病態・性状を確認したいです．

S：患者は，右手の第 1 ～ 3 指のジンジンした感覚を自覚されています．筋力低下は特に自覚されていません．

R：右手のしびれは，"異常感覚"なのですね．3 ヵ月前からの症状であり，脳血管障害やギラン・バレー症候群は否定的と考えます．右手の症状ですから，頻度の高い頸椎症や手根管症候群の鑑別をしたいと思います．第 1 ～ 3 指ですから，手根管症候群の可能性はどうでしょうか？

S：そうですね．肩や腕の痛みがあり，肩関節周囲炎や線維筋痛症などの病名がついていますが，この"異常感覚"はそれらでは説明ができないと思います．第 1 ～ 3 指は，神経根なら C6，7 領域，末梢神経なら正中神経領域ですね．もし，手根管症候群を疑った場合，どのようなことを確認しますか？

R：症状が，夜間・起床時に増悪しないかどうかを聴きたいです．また，作業での増悪の有無も確認したいです．

S：いいですね．患者は，右手指のしびれや痛みのために，夜に目が覚めてしまう，夕べも眠れなかったと言われました．症状は朝起床時にひどい，美容師であり右手をよく使うが，使っていると痛くなってくるので，腕をふる．手をふると少し良い，と言われました．

R：やはり，肩関節周囲炎や線維筋痛症だけでなく，手根管症候群があると思います．

S：そうですね．プライマリケアではここまで病歴で確認できればよいと思います．あとは，専門医に紹介すればよいと思います．もしも診察をするならばどのような所見を確認しますか？

R：手首の Tinel 徴候，Phalen 徴候でしょうか？

S：そのとおり．患者は右手首において，Tinel 徴候も Phalen 徴候も陽性でし

た．ちなみに，第4指の橈側と尺側で感覚の差を認め，橈側で低下をしていました．検査はなにをオーダーしますか？

R：神経伝導検査でしょうか？

S：そうですね．神経伝導検査では，典型的な手根管症候群の所見を確認しました（**図 1**）．患者は長引くしびれ・痛みで眠れない日々が続いていたため，手術を希望されました．近医で直ちに手術を施行していただき，しびれ・痛みはとてもよくなりましたと喜んでおられました．手根管症候群の場合，手首から先の症状しかでないと思われがちですが，CTS の proximal symptom と呼ばれるような前腕〜肩にかけての症状を伴う場合があります．従いまして，CTS を思わせる夜間や起床時の症状増悪などがあった場合には，積極的に専門医に紹介することが，患者の苦痛を早くとるためにも重要になります．

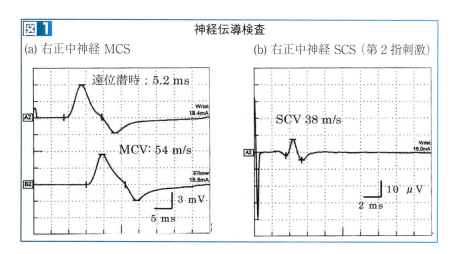

図 1 神経伝導検査
(a) 右正中神経 MCS　　(b) 右正中神経 SCS（第2指刺激）

運動神経伝導検査 (MCS) にて，遠位潜時が延長 (正常値 < 4.0 ms) し，感覚神経伝導検査 (SCS) にても，感覚神経伝導速度 (SCV) が低下 (正常値 > 45 m/s) しており，手根管部での伝導遅延が認められている．提示はしていないが，尺骨神経の MCS および SCS はいずれも正常であり，手根管症候群を支持する所見である．

CONTENTS

Ⅲ. よくみる症状への対処（症状篇）

8. 意識消失はこう診よう！

Key Question 8-1
「一過性意識消失」患者をみる場合どう診たらよいですか？
Key Question 8-2
「一過性意識消失」の原因にはどのような疾患がありますか？
Key Question 8-3
「T-LOC の Red Flags」は何ですか？
Key Question 8-4　　*CASE STUDY (1)*
心原性失神を見逃さないためのポイントはなんですか？
Key Question 8-5　　*CASE STUDY (2)*
非心原性失神を診断するポイントはなんですか？
Key Question 8-6　　*CASE STUDY (3)*
目の前で、意識消失を診たら、どのような対応をしたらよいでしょうか？

Key Question 8-1　「一過性意識消失 (transient-loss of consciousness ; T-LOC)」患者をみる場合どう診たらよいですか？

― 患者本人は意識を失っているため，目撃者からの病歴聴取も重要である認識をもって対応します.

① 第一に「T-LOC の Red Flags」を確認します.　➡ KQ 8-2
② 「T-LOC の Red Flags」が認められる場合は，心原性失神やてんかんなどが疑われますので専門医（脳神経内科医あるいは循環器内科医）に紹介します.
③ 「血管迷走神経性失神」に合致するかどうかを検討します.
④ 「血管迷走神経性失神」と確信できた場合以外は専門医（脳神経内科医）に紹介します.

解説：
　意識障害には，一過性意識障害（一過性意識消失）と持続性意識障害があります. 前者は外来受診時には意識障害を認めないことが多いのに対して，後者は外来受診時にも意識障害を認めており，直ちにバイタルサインを測るなどの救急対応が必要であり，両者では対応が異なります. 今回は，前者すなわち一過性意識消失（transient-loss of consciousness ; T-LOC）の患者を診る場合にしぼります.
　T-LOC は，"通常数秒～分単位以内"の意識障害であり，救急外来来院時には無症状になっていることが多いため，本人および周囲の目撃者から詳細に病歴聴取をすることが大変重要です.
　T-LOC の原因は，大きく「失神」と「てんかん」に分けられます. この中で最も予後が不良な「心原性失神」を見逃さないことが重要です.

Key Question 8-2 「一過性意識消失（T-LOC）」の原因にはどのような疾患がありますか？

主な原因は，「失神」と「てんかん」です．

① 失神（一過性全脳虚血）
・ 心原性失神：不整脈，器質的心疾患
・ 非心原性失神：神経調節性失神（血管迷走神経性失神，状況性失神など），
　起立性低血圧
② てんかん
③ その他：椎骨脳底動脈系の一過性脳虚血発作（TIA），心因性　など

解説：

　意識を保つためには，"脳幹（脳幹網様体）"と"両側の大脳皮質"の正常な働きが必要です．従いまして，意識障害の場合には，"脳幹"か"大脳皮質"あるいはその両方の機能が低下していることが考えられます．

　「失神」は，"脳全体への血流が減少すること（＝全脳虚血）により生じる一過性の意識障害"です．一過性の脳血流減少（＝一過性全脳虚血）はほとんどの場合"血圧低下"が原因です．即ち，意識消失をしているからといって脳に原因があると誤解せず，「失神」の原因は"血圧低下"を来す病態であることを認識しておくことがまず大切です．なお，"血圧低下"以外に全脳虚血を来す病態として，過換気症候群などがあります．過換気症候群では CO_2 が低下することにより脳血管が収縮するため脳血流が減少するので，血圧低下は生じません．

　失神はその原因の違い（➡予後の違いに繋がる）により，大きく「心原性失神」と「非心原性失神」に分けられます．「心原性失神」の原因は，不整脈と器質的心疾患に分けられます．不整脈では，徐脈によるもの（Adams-Stokes 症候群）と心室頻拍・心室細動があり，Brugada 症候群や QT 延長症候群が挙げられます．器質的心疾患では，大動脈弁狭窄症，肥大型心筋症，大動脈解離，肺塞栓症など様々な原因が挙げられます．「非心原性失神」は，神経調節性失神（neurally mediated syncope: NMS）として総称される，血管迷走神経性失神，状況性失神（排尿，排便，咳嗽など）や頸動脈洞過敏性失神，と起立性低血圧による失神などが含まれます．

　次に，「てんかん」ですが，「てんかん」は"大脳皮質が過剰に興奮するために生じる一過性の意識障害"ですので，こちらは脳が原因です．

その他，稀ながら「一過性脳虚血発作 (TIA)」によっても T-LOC を生じる場合があります．ここで，「失神」と「TIA」の違いを確認しておきます．「失神」も「TIA」も "一過性の脳虚血" ですが，「失神」は "一過性の全脳虚血" であり，脳全体への血流が減少している病態です．一方，「TIA」は一過性に一部の脳血管が閉塞するために生じる "一過性の局所脳虚血" であり，一般に手足の麻痺・しびれ感，話しにくさ，見えにくさなどが急に生じます．従いまして，「TIA」は「失神（一過性全脳虚血）」に入りません．では，「TIA」で T-LOC を生じるのはどのような場合かと言いますと，椎骨脳底動脈系の TIA にて "脳幹（脳幹網様体）" の機能が低下した場合です．なお，内頸動脈系の TIA ではふつう "両側の大脳皮質" の機能低下を来さないので T-LOC は生じません．

8. 意識消失はこう診よう!　　　　　*107*

Key Question 8-3　「T-LOC の Red Flags」は何ですか？

― "明確な誘因がない"，"労作性" および "胸痛・動悸" の 3 つがあります.

・ 誘因：明確な誘因がない場合，てんかん，心原性失神あるいは TIA の
　いずれかです.
・ 労作性：運動中に生じた場合，大動脈弁狭窄や閉塞性肥大型心筋症の
　鑑別が必要です.
・ 前駆症状：胸痛・動悸は，必ずしも多くはありませんが，もしあれば
　心原性失神を思わせる前駆症状であり大事です.

解説：

　病歴で，"どのような状況で起こったか（誘因の有無・労作性か否か）" と "症状（前兆・前駆症状，随伴症状，発作後症状）" を確認し，総合的に鑑別します.
　その中で，「T-LOC の Red Flags」といえるものが 3 つあります.
　「血管迷走神経性失神」は必ず誘因があります（**KQ 8-5**）. 従って，"誘因が明確でない" 場合は，「てんかん」，「心原性失神」あるいは「TIA」のいずれかと考えられます. また，運動中に失神を生ずる労作性失神も，稀な心原性失神（閉塞性肥大型心筋症，大動脈弁狭窄）の症状として有名です.
　次に，「心原性失神」を思わせる前駆症状として "胸痛・動悸" があります.「心原性失神」であれば "胸痛・動悸" が必ず前駆症状としてあるわけではありませんが，もしあれば「心原性失神」を示唆する重要な症状です.
　その他の症状は，いずれも鑑別に絶対的とは言えないので，ひとつの症状だけをもってして「てんかん」だとか「失神」だと断定しないことが大切です. 参考までに以下に記載します.
　「失神」の際には，原則血圧低下が生じているため "顔面蒼白" になっていることが多いです.「てんかん」では顔色の変化はないか，全身痙攣で呼吸が障害されるとチアノーゼで赤黒くなっています.
　また, 脳幹(脳幹網様体)は椎骨脳底動脈 (VB) 系により循環されているため, もし VB 系の循環障害が徐々にくれば，まずは後頭葉の血流低下をきたすため前駆症状として "視覚異常（眼前暗黒感など）" を認めます. 意識を失う前に「目の前が暗くなった」「真っ白になった」「色がついてみえた」などの視覚性の訴えがあれば，種々の原因の「失神」の可能性が高いと考えられます. ただし,「心原性失神」などを代表として，急速に循環障害をきたした場合には, このような前駆症状がない場合もあります.

「てんかん」は大脳皮質が過剰に興奮するために生じる一過性の意識障害です．大発作の場合には"けいれん"を伴います．しかし，複雑部分発作では"けいれん"を伴いません．更に，「失神」でも convulsive syncope といって1分続くほどの"けいれん"があり得ます．

"開眼"している「失神」もあり，逆に"閉眼"している「てんかん」もあります．ただ，明らかな全身の"けいれん"を認める場合，「てんかん」であれば大発作なので"開眼"しているはずです．"けいれん"があるにも関わらず"閉眼"していれば，大発作は否定的となります．心原性失神や心因性発作などの可能性があります．

T-LOC の"時間"は重要です．長い LOC は少なくとも「心原性失神」ではありません．「てんかん」では大脳皮質が興奮したためすぐには意識が改善せず，発作後もうろう状態（あるいは発作後入眠）になる場合があります．救急車の中で気がつく，あるいは気付いたら救急の人がいるのは「てんかん」と考えられます．「心原性失神」，特に不整脈は必ず LOC は短いです．

"初期喚声"があったり，"発作後頭痛"があれば，「てんかん」を考えます．

Key Question 8-4　心原性失神を見逃さないためのポイントはなんですか？

— T-LOC の原因で最も予後不良なものは心原性失神であるとの認識を持って対応をします．

- ・ 心原性失神を疑わせる病歴（KQ 8-3）
  - ・明確な誘因のない，持続時間の短い LOC
  - ・労作性
  - ・動悸・胸痛
- ・ 必ず 12 誘導心電図を施行する．
- ・ もしも，目の前で T-LOC をみたら，必ず脈をみる．

解説：

　T-LOC 患者を診る場合，必ず心原性失神の可能性を検討します．

　前述（KQ 8-2）したように，心原性失神を来す原因は，不整脈と器質的心疾患に分けられます．不整脈では，徐脈によるもの（Adams-Stokes 症候群）と心室頻拍・心室細動があり，Brugada 症候群や QT 延長症候群が挙げられます．器質的心疾患では，大動脈弁狭窄症，肥大型心筋症，大動脈解離，肺塞栓症など様々な原因が挙げられます．

　そのため，必ず動悸や胸痛の有無を確認するとともに，12 誘導心電図を施行すべきです．たとえ 12 誘導心電図を施行した時には無症状でも，例えば Burgada 症候群では右脚ブロック所見が見つかり診断に結びつくことがあります．ちなみに，心電図所見は変化するため，一度心電図を施行して異常がなくても，次に心電図を施行すると異常が見つかる場合もあります．従って，T-LOC を診る場合は，何度か心電図を施行することも有用と考えます．

　なお，もしも目の前で T-LOC をみたら，血圧計で血圧を測定するばかりではなく，すぐに脈拍を確認することが最重要です．血圧が低くなっているかどうかがわかるばかりでなく，不整脈，徐脈などの情報が得られるからです．

CASE STUDY (1)

【患　者】	3X 歳，男性
【現病歴】	午前 0 時頃テレビゲームをしていて，突然倒れ込んでいびきをかきだした．友人が救急車を要請した．約 10 分後，救急車内で返事をするようになった．救急車内で血圧 106/72 mmHg，脈拍 100/ 分，SpO2 97 ％．他院に入院後，眼が見えないなどと言う様になり，脳炎疑いにて搬送された．
【既往歴】	16 歳　高血圧

指導医（S）：当初約 10 分程度の意識消失があった患者のようです．どのようにアプローチしたらよいでしょうか？

研修医（R）：一過性意識消失（T-LOC）があったようなので，まず「T-LOC の Red Flags」を確認しておきたいと思います．テレビゲームをしている最中に生じており，"労作性"に関しては，運動中とは言えないと思います．"明確な誘因"については，座っていると思うので長時間の起立はしていなかったと思います．ゲームの種類にもよるかもしれませんが，長時間の緊張や情動ストレスをきたすほどのことはないと思いますし，突然倒れ込んだということから血管迷走神経性失神としては非典型的ではないでしょうか．やはり，心原性失神あるいはてんかんを考えるべきだと思います．

S：そうですね．前医では，視覚症状を訴えていることから脳の疾患と思われ，脳炎疑いとして当院に搬送されました．脳炎に伴うてんかん発作が生じたのではないか，と思われたのかもしれませんね．さて，更になにを確認したいですか？

R：3つ目の「Red Flags」である"胸痛・動悸"はどうだったのでしょうか？

S：大切なポイントですね．友人などに確認すると，「テレビゲームをしていて，突然胸が苦しいと言って，胸をどんどん叩いて，みぞおちを押さえて倒れ込んだ．」そうです．また，救急車内で返事をするようになってからも，「胸が苦しい，痛い」と言っていたようです．

R："胸痛"があったのですね．これは，心原性失神を考えるべきではないでしょうか？

S：そのとおりですね．その他についても確認しますと，意識消失時，明らかなけいれんはなく，顔面蒼白であったそうです．これらの状況からみても，てんかんよりも心原性失神を生じていたと考えるべきでしょう．心原性失神を来す原因にはどのようなものがありますか？

R：不整脈と器質的心疾患があると思います．今回"胸痛"があるので，器質的心疾患の検索が必要ではないでしょうか？

S：はい．器質的心疾患としては，心筋梗塞，肺塞栓症や急性大動脈解離がありますが，この患者さんには，急性大動脈解離が見つかりました（図1）．急性大動脈解離の場合，頸動脈にも解離が及ぶことにより，脳梗塞を発症することがあります．この患者の頭部 MRI でも脳梗塞が生じており，そのため視覚障害を生じたと考えられました．このように二次的に神経症状を伴ったため，当初脳炎などと思われてしまったのですね．しかし，「T-LOC の Red Flags」である"胸痛・動悸"をきちんと確認することによって，心原性失神を鑑別に挙げる事ができ，正しい診断にたどり着くことができました．"胸痛・動悸"は必ずしも多くありませんが，もしあれば心原性失神を思わせる前駆症状であり大事ですね．

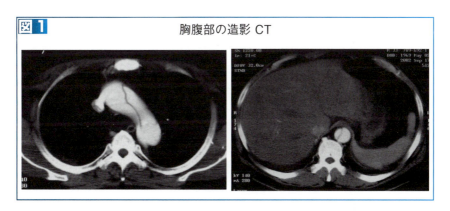

図1　胸腹部の造影 CT

大動脈弓（左）や下行大動脈（右）に解離所見が認められる．

Key Question 8-5 　非心原性失神を診断するポイントはなんですか？

― 神経調節性失神（血管迷走神経性失神，状況性失神など），あるいは起立性低血圧による失神に合致する特徴があるかどうかを確認します．

・ 非心原性失神を疑わせる病歴
　・ 明確な誘因：起立直後．精神的ショック・痛み・長時間の起立後，排尿・排便，咳嗽
　・ 血管迷走神経性失神を思わせる前駆症状：冷や汗，生あくび，だんだん気持ちが悪くなる
　・ 持続時間は短い

解説：

「非心原性失神」は，大きく2つに分けられます．即ち，神経調節性失神（neurally mediated syncope: NMS）と起立性低血圧です．神経調節性失神は反射性失神（reflex syncope）とも呼ばれ，血管迷走神経性失神，状況性失神（排尿，排便，咳嗽など）や頸動脈洞過敏性失神などが含まれます．神経調節性失神と起立性低血圧の両者とも必ず同定できる誘因があることが特徴となります．意識消失を生じた"状況（誘因）"を確認することは大切です．

長時間緊張にさらされた時，血を見たりショックな出来事を聞いたりした時，採血などで痛みを感じた時には血管迷走神経性失神が生じます．

同じような機序で，排尿，排便あるいは咳嗽に伴って失神を来すことがあり，状況失神といいます．

起立性低血圧が生じやすい状況は，起床時など，長い時間横になっていた後で立ち上がる時，食事後，飲酒後，入浴後，排尿後，排便後などがあります．外食で飲酒してトイレに行ったときなどは複数の条件が重なります．

また，血管迷走神経性失神に特徴的な前駆症状として，冷や汗，生あくび，だんだん気持ちが悪くなる，があります．眼前が白くないし暗くなる，色がつくなどの視覚性の症状も通常伴います．

CASE STUDY (2)

【患　者】	5X 歳，男性
【現病歴】	飛行機に乗っていて，午前3時に目を覚まし，トイレに行こうとして通路を歩いていて意識を失い倒れた．すぐに気がついて，起き上がろうとしたが，起き上がれなかった．

S：「飛行機や新幹線などの乗り物に乗っていて，このような状況に遭遇することもあるかもしれません．意識を回復した後で，医師を探される場合もあるでしょう．今回の場合，実は，ドスンという，人が倒れるような音がしたので，通路をみてみると人が倒れていてので，直ちにかけつけたのでした．このような場面に遭遇した場合，どのような行動をしたらよいでしょうか？

研修医（R）：意識があるのでしたら，「T-LOC の Red Flags」を確認したいと思います．"明確な誘因"の有無，"労作性"と"動悸・胸痛"を伺います．

S：そうですね．この方（患者）はしっかり話すことができたので，どのような状況であったのかなど確認できました．まず動悸や胸痛はない，とのことでした．それから，上記のような状況で，トイレに行く途中での出来事でした．更に詳しく伺うと，「飛行機に乗る日は食事をほとんどとれないほど忙しかった．深夜0時過ぎの飛行機に乗り，機内でワインを飲んで寝た．午前3時に目を覚ました．気分がすぐれないため，トイレに行こうとして通路を歩いていたら，意識を失って倒れた．すぐに気がついて，体を起こそうとしたが，起き上がれなかった．これまでにこのようなことはなかった．なお，てんかんの既往はなく，不整脈や生活習慣病は指摘されたことがない．」とのことでした．

R："動悸・胸痛"や"労作性"については否定的のように思います．状況から，非心原性失神の可能性があると思います．

S：そのようですね．最も予後が不良なのは心原性失神であり，不整脈や器質的心疾患（この場合，エコノミー症候群としての肺塞栓症もありえます．）の可能性もあるのですが，幸い動悸や胸痛はありませんでした．さて，今回の場合，意識消失の直後にかけつているわけですが，病歴を確認しながら，同時に，直ちになにをチェックすべきでしょうか？

R：意識消失の最中ではないので，けいれんの有無などは判断できないように思うのですが，脈をみることですか？

S：はい，そのとおりです．患者は意識を回復はされていましたが，起き上がれない状況でした．その理由として，てんかん発作の後の麻痺（Todd 麻痺）あるいは失神後に低血圧が続いている場合が鑑別に挙がります．後者の場合であ

れば，脈が触れにくいはずです．ですから，かけつけた時に直ちに脈を触れて
みました．この患者では最初橈骨動脈は触知不良でした．そのため，起き上がっ
たりさせずに，脈を触れたままでお話を伺いました．徐々に脈拍がわかるよう
になった時の脈拍は50/分程度でしたが，数分以内に脈拍触知良好となり，
70/分程度になっていきました．脈がしっかり触れるようになったのを確認し，
通路から乗務員さんの作業されるスペースのほうに移動し，更に様子をみまし
た．その後，顔色もよくなり，起き上がることができています．

R：血圧が低かったようですし，意識の回復も早いですし，失神だったと思い
ます．徐脈から徐々に回復されていますので，やはり心原性失神ではなく，非
心原性失神としてよいように思います．

S：病歴だけでも，非心原性失神を最も考えますが，もしも失神直後にかけつ
けることができたら，脈を確認することで，より診断に自信をもつことができ
ますね．飛行機内で生じる医学的緊急事態で，最も頻度の高い疾患は失神また
は失神前状態(syncope or presyncope)で37.4%との報告もあります．失神の
原因としては，血管迷走神経反射による失神が多いとされており，長時間の座
位，脱水状態や気圧の影響などが誘因と思われます．この患者の場合も，疲労
やアルコール摂取が誘因と思われます．

文献：

- Peterson DC et al. Outcomes of medical emergencies on commercial airline flights. N Engl J Med 2013; 368: 2075-83.

Key Question 8-6　目の前で、意識消失を診たら、どのような対応をしたらよいでしょうか？

―「てんかん」か「失神」かの鑑別を念頭にバイタルなどをとります.

・ 必ず脈拍を測ります.
・ 随伴症状を確認します. (KQ 8-3)

解説：

　目の前で，T-LOC をみたら，「てんかん」か「失神」かを鑑別できるチャンスです.

　KQ 8-3 に記載したように，"顔面蒼白"か，明らかな"けいれん"があるのか，"開眼"しているのかを確認するとともに，必ず，脈拍をみます.

　脈拍がしっかりとふれていれば，「失神」の可能性は否定的となります. 触れにくければ，「失神」と考えられます.「血管迷走神経性失神」なら，脈拍は徐脈であり，徐々に回復をしてきます.

　医療機関で T-LOC が生じたのに，血圧計で血圧だけ測定されていて脈拍が測定されていないことがありますし，T-LOC が何度か起こっていてもその瞬間のバイタルが測定されていないこともあります. まずなによりもすぐに脈をみることが重要です. また，心電図モニターを装着できる状況であれば，装着をします.

CASE STUDY (3)

【患　者】	5X 歳，男性
【現病歴】	午後 4 時頃食後横になったところいびき様呼吸になり，2 分程度意識を失った. 1 ヶ月前の夜にも 3 ～ 4 分の意識消失があったため，救急車を要請した. 救急車内，救急外来，頭部 CT 撮影中に 1 ～ 2 分程度の意識消失があった.
【既往歴】	4X 歳　不完全右脚ブロックを指摘

S：短時間の意識消失を繰り返している患者です. どのようにアプローチしたらよいでしょうか？

R：まず「T-LOC の Red Flags」を確認します. "労作性"ではないようですが，"明確な誘因のない"意識消失だと思います. 心原性失神やてんかんを考えての対応

が必要だと思います.

S：そうですね．この患者の場合，病院に来てからも，意識消失を生じているようです．もし，その場にいたら，どのような対応をすべきですか？

R：はい，必ず脈をみるべきだと思います.

S：そのとおりですね．脈が触れにくければ，それだけで失神と診断をつけることができるので，大変重要な対応ポイントです．この患者の場合，救急車内を含めて3回の意識消失発作の最中に，残念ながら一度も脈拍触知されていませんでした．

　発作の状況として，明らかなけいれん発作は一度も確認されていませんでしたが，てんかんとしてフォローされました．その後の経過ですが，約1年後，午前3時頃就寝中に息が荒くなったのを妻が気づき，起こしたところ，寝汗をびっしょりかいていました．しばらくもうろう状態であり，救急外来に受診されました．受診時には意識は清明であり，てんかん発作の再発と考えられ，帰宅となりました．帰宅後午前4時頃，寝ていて再び息がおかしくなり，そのまま息をしなくなりました．他院に搬送されましたが，心肺停止状態で，蘇生を試みられましたが，亡くなられました．

　はたして，患者はてんかん発作で亡くなったのでしょうか？確かにてんかん患者においても予期せぬ突然死が起きる場合があり，Sudden Unexpected Death in Epilepsy (SUDEP) と呼ばれています．しかし，本患者の場合，初診時の12誘導心電図（図1）を見てみますと，不完全右脚ブロックとV1〜V3のST上昇所見を認められていました．この心電図所見からは，患者は Brugada 症候群であったことが推測されます．Brugada 症候群は rapid polymorphic VT から Vf になる致死性不整脈をきたすことで知られています．当初は自然に止まったため失神で済んでいたのですが，約1年後には持続したため死亡に至ったと考えられます．もし，的確な診断ができていれば，植え込み型除細動器 (ICD) を植え込み，救うことができたかもしれません.

　てんかんも心原性失神もどちらも critical な疾患ですが，最も予後が不良なのは心原性失神です．この患者のような不幸な転帰にならないようにするためにも，目の前で意識消失患者を診た時には，脈を触れることを忘れないようにしたいと思います.

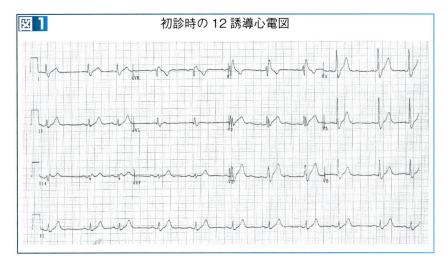

図1 初診時の12誘導心電図

不完全右脚ブロックとV1〜V3のST上昇所見を認める．

文献：

・Brugada P, Brugada J et al ; Right bundle branch block, persistent ST segment elevation and sudden cardiac death: a distinct clinical and electrocardiographic syndrome. A multicenter report. J Am Coll Cardiol. 1992 ; 20 (6) : 1391-1396.

CONTENTS

III. よくみる症状への対処（症状篇）

9. 意識障害にはどう対応する？

Key Question 9-1
意識障害患者にはどのように対応したらよいですか？

Key Question 9-2
呼吸パターンはどのように評価しますか？

Key Question 9-3
意識障害の原因にはどのようなものがありますか？

Key Question 9-1　意識障害患者にはどのように対応したらよいですか？

― 緊急事態と認識し，診断と治療を並行して進めます．

① 第一に「バイタルサイン」を確認します．
② 採血（動脈血ガスを含む）と静脈ルートを確保します．
③ ビタミンB1と50％ブドウ糖を投与します．
④ 病歴聴取，内科的診察，神経学的診察を行います．

解説：

（持続性）意識障害は，救急医療におけるメインテーマの一つとなる緊急事態です．一過性意識消失への対応と異なり，"診断"と"治療"を並行して行う必要があります．以下に進め方（下図参照）を述べますが，複数の人間で同時にいくつかのことを開始することが望まれます．

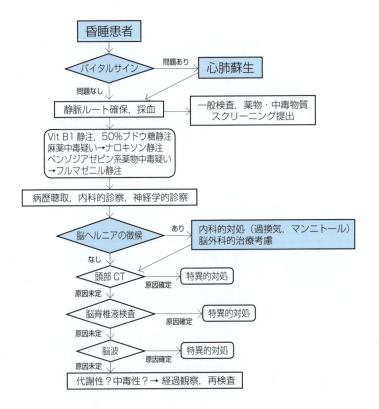

1) 意識障害患者が搬入された場合，まずは「バイタルサイン」を確認します．もし，「バイタルサイン」に重大な問題があれば，直ちに心肺蘇生に移行します．

2) 心肺蘇生の有無に関わらず，直ちに静脈ルートを確保します．その際，輸液などを開始する前に，必ず採血をすることが重要です．（低血糖の早期発見・治療のためには，簡易血糖測定も有用です．）

3) 採血後に，輸液などを開始しますが，ビタミンB1と50%ブドウ糖をこの順番で投与します．これは，ウェルニッケ脳症と低血糖を想定したものです（実際には，血糖値は今は多くの場合簡易血糖測定器（デキスター）で1分以内に判明するため，50%ブドウ糖をブラインドで投与することはほとんどないと思われます．ビタミンB1は結果判明まで時間がかかるので，投与はいいオプションです）．もし，ウェルニッケ脳症の場合，先にブドウ糖を投与すると増悪するため，ビタミンB1の投与を先に行います．

4) 別の一人は，家族や目撃者，救急隊員から病歴聴取を行います．意識障害のため本人からは病歴聴取ができないので，目撃者からの病歴聴取が重要になります．また，家族からは既往歴（糖尿病など）・常用薬剤（睡眠薬など），アルコール歴などを聴取することが重要です．

5) 別の一人は本人を診察します．神経学的診察（**2章**）が重要ですが，基本的な全身診察も忘れてはなりません．循環器・呼吸器・全身性のショック，敗血症など，神経系以外の病態が意識障害の原因である可能性も常に念頭におきます．そのため，「バイタルサイン」の再検討も必要です．

採血で必要な項目
- 血糖（低血糖・高血糖）
- 電解質（高・低ナトリウム血症，高カルシウム血症）
- アンモニア（肝性脳症）
- 薬物中毒物質スクリーニング
- ビタミンB1
- 動脈血ガス分析（代謝性アシドーシス，呼吸性アシドーシス）　など

病歴聴取で必要な項目
- 外傷の有無
- 発症様式：突然かどうか
- 発見時およびその後来院までの状況
- 既往歴・薬物歴（睡眠薬・麻薬を含む）
- アルコール歴　など

　　　　この章は，帝京大学神経内科のBSL資料より作成しました．

> **Key Question 9-2　呼吸パターンはどのように評価しますか？**
>
> ― 呼吸パターンが以下のどれに当てはまるかどうかを観察し，脳ヘルニアの進行を推測します．
>
> ・ チェーンストークス (Cheyne-Stokes) 呼吸
> ・ 中枢性過換気
> ・ 失調性呼吸

解説：

　呼吸パターンの評価は既に神経学的診察の一部と言えます．大脳・脳幹の病変ではそれぞれ障害レベルによって特徴的な呼吸パターンが見られ，例えば脳ヘルニアの進行を推測する重要な手段となります．

　大脳の広範な障害では，呼吸深度が漸増漸減し無呼吸となるサイクルをくり返すパターンがみられ，「チェーンストークス (Cheyne-Stokes) 呼吸」と呼ばれます (a)．但し，この呼吸パターンは高齢正常者においても見られる場合があり，その際には病的意義は乏しいと考えられます．

　脳ヘルニアが進行し，病変が中脳から橋レベルに進展すると「中枢性過換気」が見られます (b)．呼吸状態が (a) から (b) に変化した場合，無呼吸がなくなったと安心するのではなく，進行したと認識することが重要です．更に進行して，小脳扁桃ヘルニアで延髄レベルが圧迫されるようになると，呼吸数は減少し，全く不規則なリズムで呼吸深度も乱れる「失調性呼吸」が見られます (c)．これは次に述べる脳死に移行する直前の状態で，切迫脳死と言うべきものです．

　さらに脳幹機能が低下すると呼吸は停止します．そうすると本来は，早晩心臓も停止し，死に至るのですが，人工呼吸器によって呼吸が維持されると，しばらくの間心臓は動き続けます．心臓は動いていても，脳幹を含む全脳の機能が不可逆的に停止するに至った状態が脳死です．

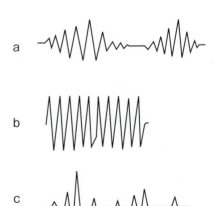

Key Question 9-3　意識障害の原因にはどのようなものがありますか？

— 以下に示すように多くの原因があり，すべての可能性を思い浮かべる必要があります.

① 構造病変：脳出血，脳腫瘍など
② 炎症：脳炎，脳膿瘍など
③ 代謝異常：低血糖，肝性脳症，電解質異常，内分泌障害，ビタミンB1 欠乏など
④ 中毒：アルコール，薬物など
⑤ その他の全身的要因：低血圧，高血圧性脳症，高・低体温など
⑥ 精神科疾患によるもの：ヒステリーなど

解説：

意識が保たれている（覚醒している）ためには，大脳皮質と脳幹にある脳幹網様体の機能が維持されていることが必要です. 従って，意識障害が生ずるのは，"両側の大脳半球"か"脳幹"のいずれか（もしくは両者）が障害された場合です.

ここで，一側大脳半球の障害のみでは原則として高度な意識障害は生じないことを認識しておくことが大切です. つまり，一側内頸動脈閉塞による脳梗塞のみでは通常3桁の意識障害は生じません. 脳浮腫が進行して鉤ヘルニアを来した時点では高度な意識障害を生じ得ますが，それは例えば心原性脳塞栓症を発症後24時間以降ですので，もし高度な意識障害を呈する片麻痺患者をみたら，脳出血（テント上の大出血で鉤ヘルニアをきたしたもの）・くも膜下出血や脳炎、低血糖などをまず考えるべきです.

意識障害をきたす疾患は多岐にわたります.

意識障害患者をみたときには，それらすべての可能性を思い浮かべることが必要となりますが，覚え方として「AIUEOTIPS」という分類もあります.

A	Alcoholism	アルコール（急性アルコール中毒，アルコール離断症候群），Wernicke 脳症（ビタミン B1 欠乏）
I	Insulin	インシュリン（低血糖，糖尿病性昏睡）
U	Uremia	尿毒症性脳症
E	Endocrinopathy	内分泌障害（甲状腺機能低下，副腎不全，副腎皮質機能亢進，汎下垂体機能低下症）
	Encephalopathy	脳症（肝性脳症，高血圧性脳症）
	Electrolyte	電解質異常（高・低ナトリウム血症，高カルシウム血症）
O	Oxygen	低酸素血症，一酸化炭素中毒，高炭酸血症
	Opiate	麻薬
	Overdose	睡眠薬他種々の薬物，種々毒物，悪性症候群
T	Trauma	外傷（慢性硬膜下血腫を含む）
	Tumor	腫瘍
	Temperature	高体温（熱中症），低体温
I	Infection	感染症（髄膜炎，脳炎とくに単純ヘルペス脳炎，脳膿瘍），敗血症（DIC）
P	Psychiatric	精神科疾患（ヒステリー性，うつ病性，統合失調症）
	Porphyria	ポルフィリア
S	Stroke	脳内出血，くも膜下出血，脳梗塞（内頸動脈・中大脳動脈閉塞，脳底動脈閉塞，視床など）
	Seizure	てんかん発作
	Syncope	失神
	Shock	ショック（心原性，出血性，アナフィラキシー，肺塞栓など）

CONTENTS

IV. コモンな疾患への対応（疾患篇）

10. 脳梗塞患者をどうする？

Key Question 10-1
脳梗塞における"非神経専門医"の役割はなんですか？
Key Question 10-2
脳梗塞にはどのようなタイプがありますか？

Key Question 10-1　脳梗塞における"非神経専門医"の役割はなんですか？

— 脳梗塞および一過性脳虚血発作を見逃さず，専門医へ紹介することが期待されています．

・脳梗塞を疑う場合
　① 急性発症の病歴
　② 「3つのヘン」：口ヘン・言ベン・手ヘン

解説：

　脳梗塞は，救急外来において遭遇する頻度の高い，神経内科の重要なプライマリケア疾患です．

　脳卒中を疑うのは，病歴として症状が急性に発症した場合です．

　脳梗塞の代表的な症候には，片麻痺，顔面麻痺，失語，構音障害があります．その覚え方として「3つのヘン」があります．口（くち）ヘン：口をイー！とした時に「片方の口角」が上がらない，これは顔面麻痺，特に中枢性顔面麻痺を示唆します．言（ごん）ベン：呂律が回らない・「言葉」が出てこない，つまり「言葉」がヘン，これは構音障害や失語を意味します．手ヘン：手に力が入らず，「片方の腕が動かない」，これは片麻痺で特に上肢の麻痺を示します．脳卒中協会は，これらの「ヘン」な症状が突然生じたら，脳梗塞の可能性があるので救急車を呼ぶように啓発をしています．同じく「FAST」という覚え方があります．F (face)：顔つきがおかしい（左右差がある．笑顔がうまくできない），A (arm)：腕の動きがおかしい（麻痺がある），S (speech)：話し方がおかしい（失語あるいは構音障害がある）と感じられた場合には，脳卒中の可能性があり，T (time)：脳卒中の場合早期治療が予後に大きな影響を与えるため，救急車を呼ぶ，ということを示しています．脳梗塞では，麻痺などがあっても，虚血性心疾患と異なり痛みがないので，すぐに救急車を呼ばない場合もあります．自家用車で受診をしようとされる患者もいますが，t-PA や血管内治療を行うためには時間とも勝負となります．かかりつけの患者から問い合わせがあった場合，脳卒中の疑いがあれば，すぐに専門の病院に救急車で受診をするように指示することが，"非神経専門医"であっても期待されています．

　なお，上記症状が一過性で治った場合でも，一過性脳虚血発作（transient ischemic attack: TIA）の可能性があり，TIA は脳梗塞を発症する確率が高いため，直ちに専門の病院に受診するように指示をします．

（脳梗塞患者の神経診療は，**3章**に記載しています．）

Key Question 10-2　脳梗塞にはどのようなタイプがありますか？

― 大きく３つのタイプがあります.
① 心原性脳塞栓
② アテローム血栓性脳梗塞
③ ラクナ梗塞
④ その他

解説 :

　脳卒中 (stroke) は，まずは大きく，出血性のものと虚血性のものに分けられます. 出血性脳卒中には，脳出血，くも膜下出血，脳動静脈奇形からの頭蓋内出血があります. 虚血性脳卒中は，脳梗塞です. なお，一過性脳虚血発作 (transient ischemic attack: TIA) は，"脳の局所的虚血または網膜虚血による一過性の神経機能異常であり，画像診断上，急性梗塞の所見を示さない" ものであり，症状が一過性で改善し，MRI などで急性脳梗塞所見を認めないため，現在広く用いられている NINDS 第 III 版では，脳卒中とは独立して分類されていますが，治療という点において脳梗塞とほぼ同様に考えるべきものとされています.

　脳梗塞は，臨床的カテゴリーから，心原性脳塞栓，アテローム血栓性脳梗塞，ラクナ梗塞に分類されています.

　心原性脳塞栓は，心房細動などを原因として，心内に生じた血栓が飛んで発症する塞栓症です. 大梗塞が多く，再開通による出血性梗塞も起こりやすい特徴があります. 発症後に脳浮腫が進行して，内頸動脈・中大脳動脈の完全閉塞では脳ヘルニアが進展し致命的になり得ます. 明確な皮質症状を呈するのは通常この心原性脳塞栓です. 左半球では "失語"，右半球では "病態失認"，"半側空間無視" を生じ得ますし，"共同偏視" や "同名半盲" なども起こりやすいです.

　アテローム血栓性脳梗塞は，頸動脈分岐部や内頸動脈サイフォン部，中大脳動脈あるいは脳底動脈などの頭蓋骨内主幹動脈にアテローム硬化性血栓が生ずることに起因する脳梗塞です. 主に皮質枝領域に artery-to-artery 塞栓（頸動脈起始部のプラークがはがれて，より末梢の血管に塞栓が生じるもの）による脳梗塞を生じたり，境界領域梗塞（分水界梗塞；watershed infarction）の形を呈したりします. また，ラクナ梗塞との鑑別を要する branch ateromatous disease (BAD) という概念も，アテローム血栓性脳梗塞の範疇とされています.

　ラクナ梗塞は，穿通枝領域に生じる小さな脳梗塞であり，皮質症状などは呈しません. 片麻痺と構音障害が最多の徴候です. 但し，BAD や境界領域梗塞などのアテローム血栓性脳梗塞でも片麻痺と構音障害が多い徴候となります.

CONTENTS

IV. コモンな疾患への対応（疾患篇）

11. 認知症患者をどうする？

Key Question 11-1

認知症における"非神経専門医"の役割はなんですか？

Key Question 11-2

認知症のスクリーニングには，どのような検査がありますか？

Key Question 11-3

認知症にはどのような疾患がありますか？

Key Question 11-4

認知症に対してどのようなケアをすべきですか？

Key Question 11-5

認知症は生活習慣病の管理で予防できますか？

Key Question 11-1　「認知症」における"非神経専門医"の役割はなんですか？

― 認知症高齢者が増加し続けているわが国では，地域全体で認知症患者および家族を支援していく必要があり，地域の一員としての役割が期待されています．

期待されている役割：
① 診断："プライマリケア医"として，早期診断に寄与する．疑わしいときには，専門医に紹介する．➡ KQ 11-2, KQ 11-3
② 治療："かかりつけ医"として，フォローする．問題があれば，専門医に紹介するなどの連携をとる．ケア（QOL）に貢献する．➡ KQ 11-4
③ 予防："かかりつけ医"として，認知症の予防に貢献する．➡ KQ 11-5

解説：

　我が国の 65 歳以上高齢者の認知症有病率および有病者数は、2010 年時点でそれぞれ 15%，約 439 万人と推計されています．また，我が国の高齢化率は年々増加しており，2013 年には 25% に達し，2025 年には 30% を超えると予想されているため，今後も更に認知症患者数は増加すると考えられます．このような状況下では，地域全体で認知症患者および家族を支援することが必要であり，"非神経専門医"にも地域の一員としての役割が期待されています．

　第一に，"プライマリケア医"として，認知症の早期診断に寄与することが期待されています．実際に，非専門医の先生でも，典型的な認知症は自らが診断して治療されている場合は大変多いと思います．認知症が疑わしいが，診断の難しい患者は，専門医に紹介することが望まれます．（この時，紹介できる神経内科医の数がまだまだ少ないという問題があります．この問題を解決することは大変重要と考えます．）

　認知症が疑われるのは，ご家族から相談された場合（認知症は，本人よりも周りの家族のほうが気づきやすい特徴があります），処方している薬の管理がうまくいかなくなっている場合（残薬が多いなど）などがあります．スクリーニング検査（**KQ 11-2**）をしてみることもよい方法です．疑わしいと思われた場合は，専門医（神経内科など）に紹介しますが，「もの忘れ外来」と標榜されているところもあります．

　第二に，"かかりつけ医"として，認知症ケアに貢献する事が期待されています（**KQ 11-4**）．

　通常はかかりつけ医が診療し，問題となるような症状が現れたら，専門医に紹介し，専門医は治療方針を決める，という連携をとることが必要です．

　また，認知症を予防することは大変重要なテーマであり，その担い手として"かかりつけ医"に大きな期待が寄せられていると思います（**KQ 11-5**）．

Key Question 11-2　認知症のスクリーニングには，どのような検査がありますか？

― 国際的に最も広く用いられている認知症のスクリーニング検査として，「Mini-Mental State Examination (MMSE)」があります．

① 一般に 23 点以下を認知症疑いとする判定が用いられています．
② ただし，認知症の診断には複数の検査を組み合わせることが推奨されています．

解説：

　認知症のスクリーニング検査は，様々なものが提唱されていますが，認知症疾患治療ガイドライン 2017 では，以下のように Mini-Mental State Examination (MMSE) や改訂版長谷川式簡易知能評価スケール (HDS-R) が記載されています．

　MMSE は総得点 30 点で，一般に 23 点以下を認知症の疑いとする判定が用いられています．本邦では HDS-R が広く用いられており，総得点 30 点で，20 点以下を認知症の疑いとすることが一般的です．もちろん，それぞれ 24 点以上，21 点以上であっても，軽度の認知症の場合がありますので，点数だけで認知症を否定することはできません．MMSE，HDS-R はあくまでスクリーニングのために検査であり，確定診断は，複数の検査を組み合わせることが推奨されています．

　なお，MMSE と HDS-R は，認知症の進行度，重症度や治療薬の効果を評価するためにも用いられます．

　また，ガイドライン 2017 には記載されていませんが，最近では，より短時間でできる「もの忘れスクリーニング検査」やコンピューターを使ったタッチパネル式の検査を行っている施設もあります．

文献

・ 日本神経学会監修，「認知症疾患治療ガイドライン」作成合同委員会編集：認知症疾患治療ガイドライン 2017．pp 25-27．医学書院
・ 加藤伸司，下垣光，小野寺敦志：改訂長谷川式簡易知能評価スケール (HDS-R) の作成．老年精神医学雑誌．1991；2 (11)：1339-1347.
・ Folstein MF, Folstein SE, McHugh PR; "Mini mental State"：A practical method for grading the cognitive state of patients for the clinician. J Psychiatric Res. 1975；12：189–198.

	質問内容	配点	HDS-R		MMSE	
			入院時	退院時	入院時	退院時
1	お歳はいくつですか（2歳までの誤差は正解）	1				
2	今日は 何年・何月・何日・何曜日（各1点）	4				
	今の季節は？	1				
3	ここはどこですか・・・自発的に答えると2点 『家・病院・施設』の中から正答すると1点	2				
	ここは何地方ですか	1				
	何県ですか	1				
	何区ですか	1				
	何病院ですか	1				
	何階ですか	1				
4	これから言う3つの言葉を繰り返してください 後でまた聞きますので，覚えておいてください 次のセットのいずれか（桜・猫・電車）（梅・犬・自動車）	3				
5	100から7を引く（93）→もう一度7を引く（86）	2				
	以後，3回7を引く（79・72・65）					
6	これから言う数字を逆に言ってください 　6－0－2　（正答した場合に4ケタの逆唱に進む）	1				
	3－5－2－9	1				
7	先ほど覚えてもらった言葉を言ってください 自発的に出れば HDS-R 各2点，MMSE 各1点 ヒント（植物・動物・乗り物）で出れば HDS-R 各1点					
8	（時計を見せながら）これは何ですか	1				
	（鉛筆を見せながら）これは何ですか	1				
	残りの3品を見せ，隠した後に「何がありましたか」	5				
9	今からいう文章を複勝してください 「みんなで力をあわせて綱を引きます」	1				
10	右手に髪を持ってください	1				
	それを半分に折りたたんでください	1				
	机の上においてください	1				
11	次の分を読んで指示に従ってください「目を閉じなさい」	1				
12	何か文章を書いてください	1				
13	知っている野菜の名前を出来るだけ多く言ってください 6個：1点・7個：2点・8個：3点・9個：4点・10個：6点	5				
14	次の図形を書いてください	1				
		合計				

11. 認知症患者をどうする？　　　　　　　　　　　　　　　　　　　*133*

Key Question 11-3　　認知症にはどのような疾患がありますか？

― 大きく，治療可能な認知症（treatable dementia）とそれ以外の認知症に分けられ，まずは治療可能な認知症を鑑別すべきです．

治療可能な認知症：
① 脳外科的治療を要するもの：慢性硬膜下血腫　など
② 内科的治療を要するもの：臓器不全や甲状腺機能低下症　など

解説：

　認知症の原因として，アルツハイマー病（AD）や血管性認知症，レビー小体型認知症（DLB）が頻度の高いものとしてありますが，まずは治療可能な認知症（treatable dementia）を見逃さないようにすることが大切です（**表 1**）．

　これらの中で，肝疾患，腎疾患，血糖・電解質異常，甲状腺機能低下症およびビタミン欠乏症（ビタミン B12 欠乏，葉酸欠乏）などは，プライマリケアにおいても採血検査で鑑別が可能です．プライマリケア医としての役割として，まずは採血にて内科的治療を要する治療可能な認知症を見逃さないことが大切です．認知症疾患治療ガイドラインでは，外来レベルで検査されるべき項目として「血算，一般生化学，血糖，HbA1c，アンモニア，検尿，血沈，コレステロール，電解質，血液ガス，fT3，fT4，TSH，ビタミン B1，B12 等」と，「生活歴，既往歴から可能性があれば（被験者の同意のうえで）梅毒血清反応（TPHA，RPR）」を推奨しています．

　一方，正常圧水頭症，慢性硬膜下血腫などは，神経学的所見や画像検査が必要です．正常圧水頭症に関しては，3 徴（認知症，足幅を左右に広げた状態での小刻み歩行・尿失禁）を確認すること，慢性硬膜下血腫に関しては，亜急性の経過，頭部打撲の既往，軽い麻痺の有無を調べることなどが望まれます．しかし，これらの診察は非専門医の先生にとって必ずしも容易ではないと思います．認知症が疑わしく，AD や DLB などとしては典型的でないと思われたら，専門医に紹介するというスタンスでよいと思います．

表1　治療可能な認知症の主な病態

正常圧水頭症
慢性硬膜下血腫
脳腫瘍
ビタミン欠乏症（ビタミンB12欠乏，葉酸欠乏）
甲状腺機能低下症
血糖異常
肝疾患（肝性脳症）
腎疾患（尿毒症）
電解質異常
薬物性　　など

文献
- 日本神経学会監修，「認知症疾患治療ガイドライン」作成合同委員会編集：認知症疾患治療ガイドライン 2017．pp 6-7, 58-60. 医学書院

Key Question 11-4　認知症に対してどのようなケアをすべきですか？

― その人らしさ（personhood）を尊重するケア（＝パーソンセンタードケア）が基本とされています.

解説：

　「認知症疾患治療ガイドライン」にも記載されていますように, 認知症のケアの基本は「パーソンセンタードケア (person-centered care)」とされています.

　"その人らしさ（personhood）"を尊重するケア. 認知症になっても"いつでも, どこでも, その人らしく"暮らせるように支援し, 本人の言動を本人の立場で考えてみることが基本とされています.

　認知症の行動・心理症状（behavioral and psychological symptoms of dementia; BPSD）いわゆる「問題行動」は, ただふれあいをもとうとしたり, 抗議しようとする「最後の」試みとして理解できることもあります.

　問題行動ばかりに焦点をあてて, 批判したり非難したりすれば, 気づかずに問題行動を助長してしまうことになるかもしれません. 問題でなくその人に目を向けて, 簡単に望みを満たせる方法を探すというようなケアを行うことによって, 認知症患者も介護者も暮らしやすくなることを知っておくことは大切だと思います.

好ましくない対応・ケア

1.	ごまかしたり, うそをついたりする.
2.	その人が自分でできることを代わりにやってしまう.
3.	ひどく幼い子ども程度の能力や経験しかないように扱う.
4.	権力や脅しで心配させたり, 不安にさせたりする.
5.	きちんとした人間ではないというレッテルを貼る.
6.	責めたり, 何をやった, やらなかったという非難を浴びせる.
7.	本当に理解できるように, ゆっくり話したり単純な話し方をしない.
8.	何か認められないことをしたからという理由で, 仲間はずれにしたり追いやったりする.
9.	気持ちを無視したり, 真剣に受け止めない.
10.	生きた, 感情のある人ではなく, 物や動物のように扱う.

文献

・日本神経学会監修，「認知症疾患治療ガイドライン」作成合同委員会編集.
　認知症疾患治療ガイドライン 2017.　pp 67-68.
・トム・キットウッド（高橋誠一訳）．認知症のパーソンセンタードケア
　新しいケアの文化へ (DEMENTIA RECONSIDERED the person comes first) .
　東京，筒井書房；2005.
・トム・キットウッド，キャスリーン・ブレディン（高橋誠一監訳，寺田真
　理子訳）．認知症の介護のために知っておきたい大切なこと・パーソンセ
　ンタードケア入門．東京，筒井書房，2005.

Key Question 11-5　認知症は生活習慣病の管理で予防できますか？

— 生活習慣病の管理は，血管性認知症のみならず，アルツハイマー病（AD）の予防につながると考えられています．

① 高血圧：中年期（40〜65 歳）の高血圧は高齢期（65 歳以降）の認知症ないし AD の危険因子であり，積極的治療を要する．なお，高齢期の高血圧と認知症の関連は明確でない．

② 糖尿病：認知症（AD，血管性認知症，混合性認知症）の危険因子である．特に中年期においては厳密な治療を要する．

③ 脂質異常症：中年期の高コレステロール血症は高齢期の AD の危険因子であり，中年期にはスタチン等による血清脂質の厳格なコントロールが望ましい．なお，高齢者では高コレステロール血症と AD との関連性は明確でなく，スタチン投与には慎重を要する．

解説：

　脳血管性認知症は，脳梗塞が原因で生じる認知症ですので，脳梗塞の危険因子に関連しています．即ち，高血圧，糖尿病，脂質異常症，喫煙などの管理が大変重要になってきます．

　アルツハイマー病（AD）についても，生活習慣病との関連が多数報告されています．

　糖尿病は，血管の老化（脳血管アミロイド，終末糖化産物 (AGE)，炎症）および代謝の老化（インスリン抵抗性）を介して，AD の病態を修飾し，AD 自体が糖尿病の病態を悪化もさせる，と考えられています．ロッテルダム・スタディでは，糖尿病があると AD に罹患する相対危険度は 1.9 倍（内訳：投薬なし・新規診断例 1.3 倍，経口治療薬内服例 2.4 倍，インスリン使用例 4.3 倍）になると報告されています．わが国の久山町研究では，耐糖能異常があると AD の相対危険 2.3（脳血管性認知症 2.7）であり，高齢者での耐糖能異常急増が AD 有病率の上昇を招いていると考えられ，急増している糖尿病の予防・管理がこれまで以上に重要になっていると考察されています．この際，空腹時血糖よりも OGTT 負荷後 2 時間値のほうが AD 発症に関連している（119 mg/dL 1.0，120〜139 mg/dL 1.5，140〜199 mg/dL 1.9，200 mg/dL 以上 3.4）ことが示唆されていますので，血糖値のコントロールは "食後高血糖" に注意が必要だと考えられます．なお，血糖値を改善するだけで認知機能が改善する例もあり，糖尿病性認知症という概念も提唱されており，血糖管理の重要性がある

と考えられます.

　高血圧と AD に関しても，剖検脳を用いた研究では，高血圧患者において老人斑の頻度が約2倍，神経原線維変化が約4倍になることが報告されています．ハワイにおける研究では，拡張期血圧 90 〜 94 mmHg 3.6 倍，95 mmHg 以上 4.6 倍と報告されています（拡張期血圧は 160 mmHg 以上で，脳血管性認知症が 10.7 倍）.

　脂質に関しても，中年期の脂質異常症は脳血管障害の危険因子であり，AD の病態を修飾しうると考えられます．スタチンに A β低下作用があることが複数のグループから報告されており，ロッテルダム・スタディでは，スタチン服用者では AD 発症率が非スタチン脂質低下薬服用者に比して約半減することから，予防効果があるのではないかとされています.

　これからも様々なエビデンスが登場してくるものと思われます．認知症は，脳血管性認知症のみならず，AD に関しても生活習慣病が大きく関与しており，その他の認知症を含めて，"生活習慣病性認知症" といってもよい側面があると考えます．即ち，生活習慣病の管理によって，予防することも可能な側面があり，"preventable dementia" という概念も提唱されています.

　従いまして，かかりつけ医の先生には，認知症予防（ひいては撲滅）の担い手としての大きな期待がかかっていると思います.

文献

- 日本神経学会監修，「認知症疾患治療ガイドライン」作成合同委員会編集. 認知症疾患治療ガイドライン 2017. pp 116-130. 医学書院
- Ott A. Neurology Diabetes mellitus and the risk of dementia: The Rotterdam Study. 1999 ; 53 (9) :1937-1942.
- 清原裕ら．久山町研究 —認知症. 日老医誌. 2008 ; 45 : 163-165.
- Ohara T et al. Glucose tolerance status and risk of dementia in the community: the Hisayama Study, Neurology. 2011 ; 77 : 1126-1134.
- Launer LJ et al. Midlife blood pressure and dementia: the Honolulu-Asia aging study. Neurobiol Aging. 2000 ; 21 : 49-55.
- Haag MD, Hollman A, koudstaal, et al. Statines are associated with a reduced risk of Alzheimerdisease regardless of lipophilicity. The Rotterdam Study. JNNP. 2009; 80: 13-17.

CONTENTS

IV. コモンな疾患への対応（疾患篇）

12. パーキンソン病患者をどうする？

Key Question 12-1
パーキンソン病はどのような疾患ですか？

Key Question 12-2
パーキンソン病診療における"非神経専門医"の役割はなん
ですか？

Key Question 12-3
パーキンソン病はどのような症状で疑いますか？

Key Question 12-4
パーキンソン病の治療はどのようにすべきですか？

Key Question 12-5
パーキンソン病患者の"かかりつけ医"として注意すること
はなんですか？

Key Question 12-1　パーキンソン病はどのような疾患ですか？

— 主として，中脳黒質のドパミン神経細胞が変性・脱落することによって正常運動の実施が障害され，特有の運動症状（パーキンソニズム）を呈する疾患です．運動症状の他に，非運動症状があり，両者が患者の QOL に影響を与えます．

パーキンソン病の症状：
① 運動症状（パーキンソニズム）：無動・運動緩慢，静止時振戦，筋強剛，姿勢保持障害　など
② 非運動症状：自律神経障害（便秘など），睡眠障害（日中過眠など），認知症など

解説：

　パーキンソン病 (PD) は，主に中脳の黒質にあるドパミン神経細胞が損傷され，死滅していく疾患であり，神経変性疾患に属します．中枢神経変性疾患の中では，アルツハイマー病に次いで頻度が高く，その有病率は 65 歳以上では 950/10 万人，つまり 100 人に 1 人は PD に罹患していると考えられますし，高齢になるにつれ発生率と有病率が上がり，95 歳以上ではほぼ全員が PD に罹患していると言われます．

　その特有な運動症状はパーキンソニズムと呼ばれ，無動・運動緩慢，静止時振戦，筋強剛，姿勢保持障害が 4 大症状として挙げられます．運動症状は，4 大症状以外にもすくみ足などの歩行障害，ジストニアや治療開始後に生じてくるジスキネジアがあります．

　ドパミン以外の神経伝達物質も障害されるため，多彩な非運動症状が生じると考えられています．自律神経障害として，便秘，排尿障害（頻尿，尿失禁），起立性低血圧などがあります．睡眠障害として，不眠，日中の過眠，REM 睡眠行動障害 (rapid eye movement sleep behavior disorder : RBD) やむずむず脚症候群 (restless legs syndrome) があります．また，認知機能障害や精神症状として，抑うつ，不安，幻覚・妄想があります．

　運動症状のために，ADL が低下し，転倒・骨折を契機に寝たきりになる場合もあります．また，患者の QOL 低下には非運動症状のほうがむしろ影響は大きいとの報告があり，その認識は重要です．

文献
・ 日本神経学会監修．「パーキンソン病診療ガイドライン」作成委員会編集：パーキンソン病診療ガイドライン 2018．pp1-17. 医学書院

Key Question 12-2　パーキンソン病診療における "非神経専門医" の役割はなんですか？

― 第一に，「早期診断に寄与することによって，パーキンソン病患者の健康寿命を伸ばすことに貢献すること」が期待されています．

　期待されている役割：
① 診断： "プライマリケア医" として，早期診断に寄与する．➡ KQ 12-3
② 治療： "かかりつけ医" として，フォローする．➡ KQ 12-5

解説：

　パーキンソン病 (PD) は，主に中年以降に発症し，加齢とともに増加する疾患です．超高齢化社会を迎えるわが国において，益々増加すると考えられます．

　幸い PD には L-dopa を初めとして様々な治療薬があります．治療薬を適切に使用することによって，ADL ひいては QOL の改善が期待できます．

　しかし，疫学調査の結果から，PD と診断されずに年齢のせい（単なる老化）として片付けられていたり，診断される前に転倒・骨折を生じたりして，寝たきりになる患者がいることが明らかになっています．

　プライマリケア医は，このような寝たきり患者を作らないために，PD の早期診断に寄与することが期待されています．早期に診断し，適切に治療をすることで，PD 患者が寝たきりになることを防ぎ，その人の健康寿命を伸ばすことに貢献できるのです．

・ わが国における PD の有病率 (2000 年代前半)：120-130 /10 万人 (医療機関調査)．参考：鳥取県大山町における door-to-door 調査：306.6/10 万人．この有病率の高さは大山町での高齢化の影響に加えて，未受診 PD 患者を把握できたことが影響していると推定されています．

文献

・ 中島健二，和田健二，植村佑介，山脇美香：我が国におけるパーキンソン病の疫学研究．日本臨床 67 (増刊号 4) [パーキンソン病―基礎・臨床研究のアップデート―]: 19-23, 2009.

Key Question 12-3　パーキンソン病はどのような症状で疑いますか？

― よくわからない運動障害やふらつきを呈する患者さんは，パーキンソン病の可能性があると考えて，脳神経内科に紹介することが望まれます．

（参考までに）パーキンソニズムに伴う症状
① 動作が遅く運動自体が少なくなる（無動・動作緩慢）
② ふるえ（静止時振戦）
③ 転倒しやすい（姿勢保持障害）

解説：

　パーキンソン病 (PD) は，運動症状としてパーキンソニズムを呈し，無動・運動緩慢，静止時振戦，筋強剛，姿勢保持障害が4大症状として挙げられます．運動緩慢がみられることが必須とされています．

　無動・運動緩慢は，動作が遅くなった，手や体に力が入らない・しびれる，不器用になった，疲れやすい・継続できない，などと表現されます．無表情になったり（仮面様顔貌），声が小さくなったり，書字で小さい字になったりします．歩行時の手のふりが小さくなったり，歩幅が小さくなったり（小刻み歩行）します．

　静止時振戦は，初発症状の 75% を占めるとも言われています．一般に片側から始まり，手指，下肢や下顎に認められます．静止時に見られるのが特徴ですが，進行期には姿勢時や動作時にも認めることがあります．また歩行中に目立つ場合があります．

　筋強剛は，診察で確認される所見です．患者の手関節や肘関節を検者が適切なスピードで屈曲伸展させ，筋緊張の異常の有無を評価します．鉛管様強剛よりも歯車現象を伴う筋強剛のほうが PD に特徴的とされています．

　姿勢保持障害が生じると，立ち上がりが遅くなったり，一度に立ち上がれなくなったり，歩行開始時や方向転換時などに転倒しやすくなります．診察では患者の体を後方などに引いたとき体勢を立て直すことができるかどうかを確認します．ちなみに，姿勢保持障害を呈する場合，Yahr 分類では III 度と評価されます．

　脳神経内科医は，これらの4つの運動症状があるかどうかを問診あるいは診察で確認したり，非運動症状（**KQ12-1**）を確認したりして，PD と診断します．

　このように書くと PD の診断は簡単に思われるかもしれませんが，実は初期には，「手足がつっぱる，こわばる」「しびれる」「疲れやすい」「ふらつく」

など不定愁訴的な訴えになり，他疾患と間違えられることも多いです．実際
PD の診断が下されるまで，整形外科で頚椎症として診療されていた（果ては
頚部の手術をされた），あるいは耳鼻科でめまいとして投薬されていたような
例も経験します（整形外科や耳鼻科の医師を責めているわけではありません）．

　脳神経内科医であれば PD はだいたい一目でわかりますので，よくわから
ない不定の運動障害やふらつきを呈する患者さんは，まずは脳神経内科に紹介
してもらうことが，PD が治療されないで時間が無駄に過ぎてしまうことを防
ぐ，最大の対策と思います．

　また，運動症状に先行して非運動症状で発症する場合（排尿障害や便秘が先
行し，後から運動症状が明らかになるなど）もあります．

　なお，パーキンソニズムを呈する疾患は，PD 以外にも表に挙げるような様々
な疾患があります（**表 1**）．パーキンソン病以外では抗パーキンソン病薬の効
果に乏しかったり，多系統萎縮症のように突然死をきたす可能性のある疾患も
ありますので，典型的でなかったり，治療に対する反応性が乏しい場合には，
やはり脳神経内科医への紹介を検討すべきだと考えます．

表1　　パーキンソニズムを呈する主な疾患

神経変性疾患

- ・　パーキンソン病 (PD)
- ・　多系統萎縮症 (Multiple system atrophy：MSA)
- ・　進行性核上性麻痺 (progressive supranuclear palsy：PSP)
- ・　大脳皮質基底核変性症 (corticobasal degeneration：CBD)　など

続発性パーキンソニズム

- ・　薬剤性パーキンソニズム
- ・　脳血管障害性パーキンソニズム
- ・　中毒性パーキンソニズム
- ・　脳炎後パーキンソニズム
- ・　脳外科疾患に伴うパーキンソニズム（正常圧水頭症など）　など

Key Question 12-4　パーキンソン病の治療はどのようにすべきですか？

― 患者毎に，また時期によって対応をきめ細かく調整する"テーラーメイド医療"をすることが望まれます．

薬物療法と非薬物療法があります．
① 薬物療法：L-dopa をはじめとする抗パーキンソン病薬
② 非薬物療法：リハビリテーション，外科的治療 など

解説：

　パーキンソン病に対する治療として，L-dopa，ドパミン受容体作動薬（アゴニスト），モノアミン酸化酵素 B (MAO-B) 阻害薬，カテコール -O- メチル基転移酵素 (COMT) 阻害薬などによるドパミン補充療法が中心になります．また非ドパミン系薬剤という位置づけでゾニサミドやアデノシン A_{2A} 受容体拮抗薬などもあります．これらの薬剤を，以下の例のように，患者の年齢，症状，精神症状や認知機能障害の有無を考慮して，選択していきます．

例：

・ 高齢者，精神症状・認知機能障害のある場合，L-dopa で治療を開始する．ドパミンアゴニストの使用にあたっては幻覚・妄想の発現に留意する．
・ 若い年代 (概ね 65 歳以下) で発症した場合，L-dopa により運動合併症をきたしやすいため，ドパミンアゴニストなどで治療を考慮する．
・ 運動合併症は L-dopa 投与量の多い症例で起こりやすくなる．
・ 麦角系ドパミンアゴニストは心臓弁膜症を惹起する恐れがある．第一選択薬として使用しない．
・ 非麦角系ドパミンアゴニストは日中過眠や突発性睡眠が惹起される恐れがあるため，自動車の運転，機械の操作，高所作業など危険を伴う作業に従事する者には推奨されない．　　など

　リハビリテーションは早期から開始することが望まれています．
　外科的治療として，脳深部刺激療法 (deep brain stimulation : DBS) があり，薬物療法では十分な症状改善が得られない場合などに考慮されますが，年齢や認知機能障害の有無によって十分適応を検討することが必要です．

文献

・ 日本神経学会監修，「パーキンソン病診療ガイドライン」作成委員会編集．
パーキンソン病治療ガイドライン 2018. 医学書院

> ## Key Question 12-5　パーキンソン病患者の"かかりつけ医"として注意することはなんですか？
>
> ― 希望をもたせることが大切です.
>
> ① 患者の QOL は, "うつ症状"や"初診時の説明に対する満足度"と関連しています.

解説：

　パーキンソン病 (PD) に対して, 治らない病気, 難病, 寝たきりになる, などのイメージを持っている患者は多いと思われます. 医師の中にも同じような考えを持ち, 患者に厳しい説明をする方がいます. しかし, それは正しい対応ではありません.

　初診時の説明によって患者の QOL に影響を及ぼすことが報告されています. むやみに不安を与えるような説明は避けて, 以下の内容を参考にして, 患者に希望を持たせることが, その後の患者の QOL に対して望ましいと思います.

- ・PD は長生きをすれば, だれでもかかる病気である. 自分だけが特別な病気になったわけではない.
- ・PD には多くの治療薬がある. その結果 PD のために寿命が短くなることはなくなってきている. など

　その上で, PD の病態や治療薬の原理を説明し, 患者自身にも病気を理解してもらうことが大切と思います.

- ・年齢とともに減少してきたドパミンを補充する薬がある.
- ・薬を急に中止すると, 悪性症候群という状態になる場合があるので, 自己判断で中止しない.
- ・PD と診断されたからといって, これまで通りの生活を変える必要はない. など

　"かかりつけ医"の先生には, PD 患者の QOL 向上の担い手としての大きな期待がかかっていると思います.

文献

- ・ Global Parkinson's Disease Survey Steering Committee: Factors impacting on quality of life in Parkinson's disease: results from an international survey. Mov Disord 17: 60-67, 2002.

CONTENTS

IV. コモンな疾患への対応（疾患篇）

13. てんかん患者をどうする？（主として高齢者てんかんについて）

Key Question 13-1
てんかんはどのような疾患ですか？

Key Question 13-2
てんかん診療における"非神経専門医"の役割はなんですか？

Key Question 13-3
高齢者てんかんはどのような症状で疑いますか？

Key Question 13-4　*CASE STUDY (1)*
非けいれん性てんかん重積とはどのような病態ですか？

Key Question 13-5　*CASE STUDY (2)*
てんかん患者の"かかりつけ医"として注意することはなんですか？

Key Question 13-1　てんかんはどのような疾患ですか？

— 慢性の脳疾患であり，大脳の神経細胞が過剰に興奮するために，脳の症状（発作）が反復性に起こります.

脳の症状（発作）：
① ひきつけ・けいれん
② 体がピクッとする
③ ボーッとする
④ 意識を失ったまま動き回る　　など様々

解説：

　てんかん (epilepsy) は，種々の原因によってもたらされる慢性の脳疾患です．大脳の神経細胞が過剰に興奮するため，脳の症状（てんかん発作：epileptic seizure）が起こります．その発作は繰り返し起こることが特徴です．

　発作は突然に起こり，普通とは異なる身体症状や運動および感覚の変化が生じます．代表的な発作症状としてひきつけ・けいれんがありますが，それ以外に体がピクッとするミオクロニー発作，短時間意識を失う欠神発作，ボッとして自動症（舌なめずり，手遊びなど）を伴うような複雑部分発作など様々な症状があります．つまり，"てんかんはけいれん発作 (convulsive seizure) ばかりではない"ということを認識することは大切です．

　てんかんの原因としては，いずれも慢性疾患である，脳卒中後遺症，頭部外傷後遺症，脳の感染症後遺症，脳腫瘍，神経変性疾患（認知症など）や遺伝的要因などがあります．

用語について

- てんかん (epilepsy)："てんかん"は疾患名です．"てんかん発作"をくり返す慢性の脳疾患です．
- てんかん発作 (epileptic seizure)：："てんかん発作"は症状名です．大脳の神経細胞が過剰に興奮することによって生じた症状を"てんかん発作"と言います．"てんかん発作"は，"てんかん"という慢性疾患で生じますが，様々な急性疾患（脳炎急性期，脳卒中急性期など）によっても生じます．
- 急性症候性発作 (acute symptomatic seizure)：様々な急性疾患に伴って生じる"てんかん発作"のことを"急性症候性発作"と呼びます．

文献

- 日本神経学会監修，「てんかん治療ガイドライン」作成委員会編集．てんかん治療ガイドライン 2018．pp 2-3, 153-155. 医学書院

Key Question 13-2　てんかん診療における "非神経専門医" の役割はなんですか？

— 第一に、「てんかんの可能性を疑って専門医に紹介すること」が期待されています。我が国においては、増加する高齢者てんかんを疑うことが期待されます。

期待されている役割：
① 診断："プライマリケア医" として、診断に寄与する。➡ KQ 13-3, 13-4
② 治療："かかりつけ医" として、フォローする。➡ KQ 13-5

解説：

てんかんは、一過性意識消失 (transient-loss of consciousness: TLOC) 患者の診療において鑑別疾患として挙げられます（➡ KQ 8-2）。TLOC 患者の診療は、てんかんと失神の鑑別から始まります（➡ KQ 8-1）。明らかなけいれん・ひきつけがあれば、てんかんの可能性を疑い専門医に紹介すると思います。それに加えて、他の症状（KQ 13-1 参照）の場合でもてんかんの可能性を考えて専門医に紹介することが期待されます。とにかく、分からない時には脳神経内科に紹介するというスタンスが望ましいと思います。

てんかんはどの年齢においても発症する可能性があります。そのような中で、超高齢化社会を迎える我が国において今後益々増加すると考えられているのが、高齢者に生じるてんかん（高齢者てんかん）です。

てんかんの発病年齢は生後1年までが多いと思われている方もおられると思いますが、実はてんかんの好発年齢は高齢者であることが疫学で示されています。そして、我が国においててんかん有病率は 65 歳以上では 1 ～ 2 % と言われています。しかし、その多くが一過性脳虚血発作 (TIA)、認知症、精神疾患と誤診されている可能性があります。

幸い高齢者てんかんは成人てんかんと比較して少ない薬で治療効果が期待できます。従いまして、プライマリケア医は、高齢者てんかんを疑い専門医に紹介することによって、患者の健康寿命を伸ばすことに貢献できるのです。

文献

・日本神経治療学会治療指針作成委員会編集. 標準的神経治療：高齢発症てんかん. 神経治療；2012: 29 (4): 459-479. 学会雑誌 2012
・Hauser WA, Annegers JF, Kurland LT: Incidence of epilepsy and unprovoked seizures in Rochester, Minnesota: 1935-1984. Epilepsia 1993; 34: 453-468.

Key Question 13-3　高齢者てんかんはどのような症状で疑いますか？

— 急に生じた症状があれば，てんかんを疑います．

① 急に動きが悪くなる
② 急にもの忘れがでる，あるいは進行する

解説：

　高齢者てんかんの特徴を**表1**に示します．

　高齢者てんかんは，複雑部分発作が多いと言われています．

　複雑部分発作とは，脳の一部分（側頭葉）が過剰興奮するため意識減損を生じるものです．成人てんかんの場合，上部不快感などの前兆があり，発作中は自動症と呼ばれる動きを認めるのが典型的です．一般的な複雑部分発作では発作後のもうろう状態は30分以内です．

　このような成人てんかんと比較して，高齢者てんかんでは症状が非特異的です．発作中に明らかな意識消失を伴わない場合もあり，前兆や自動症も認めないあるいはごく軽微と言われています．また，発作後のもうろう状態が数時間から数日続くことがあるため，そのもうろう状態の時期をみると，認知症と誤診される可能性があります．

　また，てんかん発作によって健忘症状を来す病態があり，一過性てんかん性健忘（transient epileptic amnesia: TEA）と呼ばれています．

　いずれにせよ，急にこれまでなかった症状がでたり，あるいはもの忘れが増悪する場合には，TIAや認知症が増悪した可能性のほかに，高齢者てんかんを生じた可能性を常に考えることが大切です．ここでも，分からないときには脳神経内科に紹介でよいと思います．

　ちなみに，高齢者てんかんの原因疾患として，アルツハイマー病やレビー小体型認知症があります．アルツハイマー病患者の1～2割にてんかんを合併するとの報告もあります．従いまして，認知症患者のもの忘れ症状などが急に増悪した場合には，認知症自体が進行したと考えるのみならず，てんかんが合併した可能性を考えることが大切です．てんかんによる認知機能低下であれば，抗てんかん薬にて改善することが期待されますので，見逃したくないと思います．

表1 　高齢者てんかんの特徴

1. 複雑部分発作が多い．（＝けいれんをきたさない）
   - 発作症状は軽微かつ多彩（健忘，ぼっとする，奇異な行動，無反応）で，意識消失はないことが多い．
   - 前兆（上部不快感など）や自動症（舌なめずり，手遊びなど）も軽微あるいは認めない．
   - 発作後のもうろう状態が遷延する．
   - 二次性全般化が少ない．
2. 脳波での判別が難しい．

文献
- Scarmeas N, Honig LS, Choi H et al. Seizures in Alzheimer disease: who, when, and how common? Arch Neurol 2009; 66: 992-997.
- Irizarry MC, et al. Arch Neurol 2012.
- Imfeld P, et al. Epilepsy 2013
- Mendez M, et al. Drugs Aging 2003.

CASE STUDY (1)

【患　者】	8X 歳，男性
【現病歴】	本日朝から全く食事を食べなくなった．動かず，尿失禁をしていた．家族に呼びかけられても無反応であり，午前10時まで様子をみても改善しないため大学病院の救急外来を受診した．
【既往歴】	3 年前脳梗塞

指導医（S）：今朝から動かなくなり発語もないとのことで救急外来に搬送された高齢者です．どのようにアプローチしたらよいでしょうか？

研修医（R）：急に症状が生じていることから，脳血管障害の鑑別が必要ではないでしょうか？

S：そうですね．既往歴で脳梗塞があるようですし，年齢的にも脳卒中の可能性はありますね．救急担当医も脳卒中の鑑別目的で頭部 MRI を施行したそうです．その際，呼びかけると視線は合ったし，介助すれば車椅子への移乗もできたので，明らかな麻痺はなったそうです．施行した頭部 MRI の結果も，新

規病変はなかったとのことです．つぎに，どのように考え，なにをすべきでしょうか？

R：意識障害をきたすような原因の検索でしょうか．血糖や電解質の異常の有無，あるいは薬剤服用の確認などしたいと思います．

S：いいですね．本患者では，採血上意識障害の原因となるような異常は認められませんでした．また，睡眠薬などの服用もなかったとのことです．

【経過】原因が不明なため入院して経過をみたところ，翌日には無反応が改善し，食事も食べられた．家族に確認すると，最近親しい人が亡くなられてショックを受けていたとのことから，心因性反応と診断された．

S：さて，患者は心因性反応と診断され，退院となりました．その診断でよかったでしょうか．急に症状がでてくる疾患として，脳血管障害などの他に考えておくべき疾患はないでしょうか？

R：そういえば，てんかんはどうでしょうか？明らかなけいれん発作は目撃されていないようですが，鑑別に挙げるべきではないでしょうか？

S：そのとおりです．高齢者てんかんの場合，複雑部分発作が多いため，明らかなけいれん発作をきたさないことが多いので，けいれん発作がないからといって，てんかんを否定することはできません．あるいはけいれん発作があってもそれを目撃できず，その後のもうろう状態をみている可能性もあります．本患者は尿失禁をしていたので，ひょっとすると家族が気づく前に発作があり，その時にはけいれん発作もあったかもしれません．高齢者てんかんの発作後もうろう状態は数時間から数日続く場合があり，その状況を無反応と感じていた可能性があるわけです．

【経過】退院後一日は食事をし，日常生活も普段通りだった．その翌日も昼まではよかったが，家族が外出し夕方に帰ってみると，また患者は無言でじっとしている状態になっていた．そのため，病院に電話で相談したが，心因性反応が生じたのであろう，との返答であった．

S：この経過をみて，どう考えますか．

R：退院翌日の昼過ぎから夕方の間までに，再びてんかん発作が起こったと考えるのがよいではないでしょうか？

S：私もそう思います．その後，私の外来に来られて，病歴を更に確認しましたところ，患者は急にぼーっとして，一点を凝視する感じで目つきが鋭くなる

ことがあり，そのことを本人は覚えていない，とのことでした．そのエピソードはちょうど複雑部分発作が起こったのを家族が目撃したのだと思います．従いまして，本患者の無反応発作は，心因性などではなく，てんかんによるものと考え，抗てんかん薬を開始すると，そのような状況は起こらなくなりました．なお，本患者のてんかんの原因は，脳梗塞後遺症によるものではないかと考えています．

　高齢者てんかんでは，明らかなけいれんがなく，自動症もない場合も多いので，本患者のように心因性反応とか，TIA とか認知症などと診断され，適切な治療がなされない可能性があります．そうなると，発作をくり返し，ADL が低下してしまいますので，急に起こった症状の場合，常にてんかんは鑑別に挙げるべきだと思います．

Key Question 13-4　非けいれん性てんかん重積状態とはどのような病態ですか？

― みかけ上明らかなけいれん発作が認められないが，てんかん発作が重積している状態のことです．

解説：

　非けいれん性てんかん重積状態（nonconvulsive status epilepticus: NCSE）は，30分以上持続する脳波上の発作活動により非けいれん性の神経徴候を来す状態です．高齢者では複雑部分発作の重積状態が多いと言われており，そのため持続する意識障害を呈するなどがあります．明らかなけいれんは認めませんが，かすかな体のぴくつき，ミオクローヌスや瞬目，眼振などがみられる場合があります．

　原因不明の意識障害やけいれん発作後で本来の ADL に戻っていない場合などでは，NCSE を疑うことが必要です．これを見逃すと，意識障害が遷延したり，ADL が低下したままで健康寿命をそこなう可能性があります．

CASE STUDY (2)

【患　者】	7X 歳，女性
【現病歴】	デイケアで入浴中に，全身けいれんが出現したため，大学病院の救急外来に搬送された．けいれん発作は治療で治まった．頭部 MRI では陳旧性脳血管障害のみであり，脳梗塞後遺症に伴う高齢者てんかんと診断された．その後，明らかなけいれん発作はなかったが，ADL が低下したので，廃用症候群および認知症として回復期リハビリテーション病院に転院した．

S：高齢者てんかんを発症した患者のようです．てんかん発作後，明らかなけいれん発作はないようですが，ADL が低下してしまったようです．担当医は廃用症候群や脳血管性認知症によるものと考えていますが，その他で鑑別すべき病態はないでしょうか？

R：脳梗塞後のうつ状態などが関係しているのでしょうか？

S：確かに脳梗塞後のうつ状態なども ADL に影響しますが，本患者は今回新規の脳血管障害を生じてはいないようです．その他ないでしょうか．

R：ひょっとして，非けいれん性のてんかん発作が生じている可能性はどうでしょうか？

S：そのとおりです．見た目には発作は抑制されていても，脳波検査をするとてんかん放電が重積しているという場合もあります．その場合脳波検査を施行しないと診断できません．

【経過】転院したリハビリ病院では，ADL が変動した．よいときには軽介助でつかまり立ちができ，スプーンで食事をしたが，悪いときには全介助であった．全身けいれんは 3 回ほどあった．数ヶ月後更に他院に転院した．そこでは明らかなけいれん発作はなかったが，更に ADL が低下し，無言無動の状態となりベッド上に寝たきりとなった．

S：この経過をみて，どう考えますか．

R：ADL が日によって変動しているようですし，少なくとも 3 回ほど明らかなけいれん発作があったということから，非けいれん性のてんかん発作が起こっている可能性を考える必要があると思います．

S：そのとおりです．患者は数ヶ月でベッド上の寝たきりになってしまいましたが，非けいれん性てんかん重積 (NCSE) になっている可能性を考える必要があります．実際，ご家族が精査を希望されて当科へ転院されて脳波検査を施行したところ，右前頭部誘導にてんかん放電が持続して認められ，NCSE であることが確認されました（**図 1**）．重積状態に対する治療を行ったところ，脳波所見も改善し発語がみられるようになりました．しかし，長期間のベッド上生活のため ADL 改善には時間を要しました．

　このように，てんかん患者でみかけ上けいれん発作がなくとも非けいれん性の発作が続いており，ADL 低下をきたしてしまい，寝たきりになってしまう場合があります．ADL が低下した場合や原因の明らかでない意識障害をみた場合は，非けいれん性の発作（NCSE を含む）を疑って，脳波検査をとることが重要と思います．

図1 脳波検査

右前頭部誘導にてんかん放電が持続して認められる．

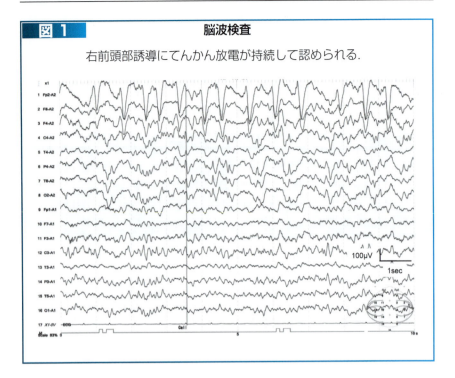

> ## Key Question 13-5　てんかん患者の "かかりつけ医" として注意することはなんですか？
>
> ― 専門医と連携して，患者の QOL を向上させることが大切です.
>
> ① 治療により 70% 以上の患者は発作ゼロで普通の生活が送れます.
> ② 条件を満たせば，運転が許可できます.
> ③ 基本的に妊娠・出産は可能です.

解説：

　てんかんは治療効果の高い疾患です. 正しい治療を行うことによって，7 割以上の患者は発作ゼロになります. もしも，発作が治まらない場合には診断や治療方針を見直すことが大切です. 意識消失を来す場合，てんかん以外に心原性失神などがあり，治療や予後が全く異なりますので，一旦てんかんと診断がついていても，常に診断があっているかどうかを確認する心構えは大切だと思います. 次に，てんかんが確実であっても，全般てんかんと部分てんかんでは治療の第一選択薬は異なりますし，治療効果も違ってきます. 適切な治療薬が使用されているかどうかを検討する必要があります. 従いまして，適切な診断・治療ができているかどうかを確認するためにも専門医との連携が必要と思います.

　その他，以下に患者の QOL を向上させる上で重要なものを記載します.

・発作が起こらない場合，原則 2 年を経過したら運転が許可できます. 運転についての対応も大切です.（道路交通法は今後も改正されると思われますので，その都度確認が必要です.）

・女性の場合，妊娠との関連が大切です. 子供への影響がないように投薬に注意が必要です. バルプロ酸は避けることが望ましいので，留意が必要です. 新規抗てんかん薬（ラモトリギンなど）は副作用が少ないことから推奨されます. 葉酸の投与も考慮されますので，計画的な妊娠が望まれます.

・経済的な支援についての配慮も必要です. 障害者自立支援法による通院公費負担制度などの手続きがあります.

文献

・日本神経学会監修，「てんかん治療ガイドライン」作成委員会編集. てんかん治療ガイドライン 2018. pp 133-143, 168-171. 医学書院

CONTENTS

V. 脳神経内科医とは

14. 脳神経内科医はこうだ

Key Question 14-1
脳神経内科疾患にはどのような疾患がありますか？
Key Question 14-2
脳神経内科医はどのような症状を診るのですか？
Key Question 14-3
脳神経内科医の役割はなんですか？

Key Question 14-1　脳神経内科疾患にはどのような疾患がありますか？

— 多彩な神経・筋疾患があります．患者数も多く，少なくとも５人に１人は脳神経内科疾患を有する計算になります．

代表的な疾患
① 神経救急疾患：脳卒中，髄膜脳炎，ギラン・バレー症候群
② 頻度の高い疾患：アルツハイマー病，パーキンソン病，てんかん，片頭痛
③ 神経難病：筋萎縮性側索硬化症，脊髄小脳変性症，多発性硬化症，重症筋無力症
④ 境界領域疾患：頸椎症，手根管症候群，転換性障害（ヒステリー），内耳性めまい，失神

解説：

　脳神経内科 (Neurology) は，神経および筋肉の疾患を診ます．神経は中枢神経（脳・脊髄）から末梢神経と全身に存在します．神経，筋肉および神経筋接合部の疾患は非常に多彩です．以下に代表的な疾患を挙げます．

　神経救急疾患（neurological emergency disease）として，脳卒中，髄膜脳炎およびギラン・バレー症候群が挙げられます．

　頻度の高い疾患 (common disease) として，脳卒中，認知症（アルツハイマー病など），パーキンソン病，てんかん，片頭痛，緊張型頭痛や末梢神経障害(ニューロパチー) が挙げられます．脳卒中は約 137 万人（2005 年時点），認知症は約 440 万人 (2010 年時点)，パーキンソン病は約 20 万人 (ガイドライン 2018)，てんかんは約 100 万人，片頭痛は約 840 万人 (国際頭痛分類第 2 版)，末梢神経障害は糖尿病性多発ニューロパチーだけでも約 820 万人 (2007 年時点)，ここまでだけで約 2357 万人となります．そのため少なくとも 5 人に 1 人はなんらかの神経疾患を持っていることになります．更に緊張型頭痛の有病率は 20% ありますし，次の項で述べるような，他科との境界領域となるけれども診断においては脳神経内科医が大きな役割を果たす，頸椎症や手根管症候群，転換性障害（ヒステリー），めまい，意識消失発作もかなりの患者数となりますので，脳神経内科が扱うべき症例の頻度はもっと高くなります．

　また，神経難病 (neural intractable disease) があり，その診断・治療・ケアには専門性が欠かせません．

Key Question 14-2　脳神経内科医はどのような症状を診るのですか?

— 多彩な神経症状を診ます．患者さんはもちろん何科の疾患か判断できませんから，他科疾患を含めて多くの患者を診ることになります．

① 救急対応が必要な症状：意識障害，けいれん，急性発症の麻痺
② 時に重篤な疾患が存在する症状：頭痛，めまい，しびれ，意識消失
③ 頻度の高い疾患に伴う症状：もの忘れ，動作緩慢，ふるえ　　　など

解説：

　多彩な神経症状を診ます．神経症状を呈するのは，前述 (KQ 14-1) の脳神経内科疾患だけではありません．他科疾患で神経症状を呈するものも多く，脳神経内科医はそのような患者の初期対応もします．

　多彩な神経症状として，頭の痛み，めまい，しびれ，一過性意識消失，意識障害，けいれん，もの忘れ，ふるえなどの不随意運動，筋力低下（脱力），歩行困難，構音障害・嚥下障害，複視などが挙げられます．

　救急対応が必要な症状としては，意識障害，けいれん，急性発症の麻痺などが挙げられます．これらの症状に対応する際には，原因究明と並行してバイタルサインの確認や治療を行うことが望まれます．例えばけいれんの場合，その発作が重積状態であれば，呼吸管理に注意しながらジアゼパムの投与を行い，並行してけいれんの原因がてんかんなのか急性疾患に伴って生じているのかを検索していきます．

　日常診療において頻度の高い症状として，頭痛，めまい，しびれ，一過性意識消失が挙げられます．原因として，頭痛なら片頭痛や緊張型頭痛，めまいなら脳梗塞や片頭痛性めまい，しびれなら多発ニューロパチーなどは脳神経内科がメインに扱いますが，治療では他科が主体となる多くの疾患を正しく診断し，必要に応じて適切な科に正しく振り分けることも脳神経内科医に要求されることです．例えば，くも膜下出血（脳神経外科疾患），良性発作性頭位めまい症（耳鼻科疾患），頸椎症（手術は整形外科ないし脳神経外科），手根管症候群（手術は整形外科），心原性失神（循環器疾患）などがそのような代表的なものです．脳神経内科医は，詳細な病歴聴取と神経学的診察によってこれらの症状の原因を明らかにして正しい診療方針に乗せるのにキーとなる役割を果たします．例えばめまいの場合，真性めまい (vertigo) であれば，頻度の多い耳鼻科疾患なのか，頻度は低いが危険な脳血管障害なのか，あるいはしばしば見逃されている片頭痛性めまいなのかを明らかにしていきます．このように，脳神経内科医はプライマリケア医としての役割もあります．

Key Question 14-3　脳神経内科医の役割はなんですか？

― 脳神経内科疾患を診る専門医として役割ほかに，プライマリケア医や救急医としての役割も期待されています．

解説：

　脳神経内科医 (Neurologist) は，もちろん脳神経内科疾患を診る専門医としての役割が期待されます．この分野は，脳卒中，認知症，パーキンソン病関連疾患，てんかん，末梢神経・筋疾患などのサブスペシャルティーに分かれます．

　救急の分野では，神経救急疾患（neurological emergency disease）に対応する救急医あるいは救急医とともに対応する役割が期待されます．

　頭痛，めまい，しびれといった一般的な症状を診る際には，プライマリケア医としての役割が期待されます．

　脳神経内科専門医は，このように多彩な疾患，多数の患者を診ることを要求されており，海外では Neurology（脳神経科）は，Internal Medicine（一般内科）とは完全に独立しています．Internal Medicine（一般内科）の中にサブスペシャルティーとして消化器，循環器，呼吸器，血液，内分泌代謝，腎臓，リウマチ・膠原病などがあるように，Neurology（脳神経科）の中に，脳卒中，認知症，パーキンソン病関連疾患，てんかん，末梢神経・筋疾患あるいは総合神経学 (General Neurology) といったサブスペシャルティーが存在し，多くの脳神経内科医がいます．海外では General Neurologist が頭痛，めまいやしびれといった一般的な症状の患者の対応をするため，患者にとっても他科（一般内科を含む）の医師にとっても大変よい体制だと思います．

　一方わが国では，現在の脳神経内科医は約 9,000 人，神経内科専門医は 5,500 人余り (県内の専門医数が 50 名以下の県が 17 県 [2018 年 8 月時点]) であり，海外と比較してかなり少人数であると言えます．そのため，日本の脳神経内科医は自分のサブスペシャルティーに関わらず全ての神経疾患を診ています．日本の一般内科医は海外と同様に総合病院勤務であれば自分のサブスペシャルティー（循環器内科専門医であれば循環器疾患，消化器内科専門医であれば消化器疾患のみ，など）を専門的に診ることが要求されていると思います．一方，日本の脳神経内科医は人数が少ないため，海外と異なり総合病院勤務であっても自分のサブスペシャルティー（認知症専門医であれば認知症，パーキンソン病関連疾患専門医であればパーキンソン病関連疾患，など）のみを診るのではなく，他のサブスペシャルティーも診療することが要求されているのが一般的な現状です．また，海外では脳神経内科医が診ている疾患を，日本では従来か

ら脳神経外科医，整形外科医，精神科医や一般内科医に多く診てもらっているのが現状だと思います．

今後，海外と同様に質の高い脳神経内科サブスペシャルティー診療を提供したり，従来からの他科への負担を少しでも軽減するためには，まだまだ脳神経内科医が増えることが望まれます．脳神経内科医が増えることが，現在頑張っている脳神経内科医，他科の先生方，そして何より多くの患者にとって待ち望まれていると思います．

Index

数 3-step diagnosis 4

英 Babinski 徴候　　13
dropping test　　13
Glasgow Coma Scale (GCS)　7
Japan Coma Scale (JCS)　7
Kernig 徴候　　10
Kurashiki Prehospital Stroke
　Scale　(KPSS)　　25
Mini-Mental State Examination
　(MMSE)　　131
National Institutes of Health
　Stroke Scale (NIHSS)　25
new headache　37, 50
T-LOC の Red Flags　　107
transient-loss of consciousness
　（T-LOC）　　104
vertigo　61

い 意識レベル　　7
　― 消失 115
　― 障害の原因　　123
　― 障害患者の神経学的診察　6
　一過性意識消失　104, 105
　一過性脳虚血発作 (TIA)　71, 126
　痛み刺激に対する動きの観察　13

か カロリックテスト　18
改訂版長谷川式簡易知能評価ス
　ケール (HDS-R)　　131

片麻痺　　13, 22
感覚障害　　　　33
顔面麻痺　　　　22

き ギラン・バレー症候群　　88
起立・歩行の評価34
共同偏視　　　17, 22

く くも膜下出血　　39
倉敷プレホスピタル脳卒中スケール
25
群発頭痛　　　53

け 頸椎症, 腰椎症のしびれ　96
言語：失語・構音障害　　22, 28
腱反射の評価　　32

こ 構音障害の評価　28
呼吸パターン　　122
項部硬直　　　10
高齢者てんかん　149, 150

さ 三叉神経痛　　　55

し しびれ　82
　― の Red Flags 84
自発運動の観察　13
失語の評価　　　28
斜偏倚　　17
手根管症候群 (CTS) のしびれ 99

Index

小脳梗塞　68
小脳徴候　33
心原性失神　109
真性めまい　61
真性めまいの Red Flags　62
神経診察力　3

す　髄膜炎を見逃さないためのポイント　46
髄膜刺激徴候　10
頭痛　36
頭痛の Red Flags　37

そ　側頭動脈炎　50

て　てんかん148
― 患者の "かかりつけ医" 157
― 診療における "非神経専門医" の役割　149

と　糖尿病性多発ニューロパチー92
頭位変換眼球反射　18
同名半盲　22
突然発症の頭痛　37, 42

に　二次性頭痛を疑うポイント　37
認知症における "非神経専門医" の役割　130
― のスクリーニング　131
― の主な病態　134

の　脳幹梗塞　63
脳梗塞　127
脳梗塞における "非神経専門医" の役割　126
脳梗塞患者の神経学的診察　22
脳梗塞評価スケール　25
脳腫瘍　50
脳神経内科医　161
― の役割　162
脳神経内科疾患　160

は　パーキンソニズムを呈する主な疾患　143
パーキンソン病　140
― の治療　144
― 患者の "かかりつけ医" 146
― 診療における "非神経専門医" の役割　141
パーソンセンタードケア　135
反復するめまい　78

ひ　非けいれん性てんかん重積状態　154
非心原性失神　112

ふ　プライマリケアの 3C (critical, common, curable) 疾患　2

ま　慢性硬膜下血腫　50

Index

め めまい　58

眼の診察　　　17

も 問診力　3

よ 腰椎穿刺の禁忌事項　　　47

ら 雷鳴頭痛　　　42

り 良性発作性頭位めまい症 (BPPV)
75

「ジェネラリスト・マスターズ」シリーズ ⑬
神経症状の診療に自信がつく本
―自己学習のための 72 の Key Question

2018 年 9 月 20 日　第 1 版第 1 刷 ©

著　　者　黒川　勝己
　　　　　園生　雅弘
発 行 人　尾島　茂
発 行 所　株式会社　カイ書林
　　　　　〒 330-0802　埼玉県さいたま市大宮区宮町 2-144
　　　　　電話　048-778-8714　FAX　048-778-8716
　　　　　E メール　generalist@kai-shorin.co.jp
　　　　　HP アドレス　http://kai-shorin.co.jp
　　　　　ISBN　978-4-904865-37-8　C3047
　　　　　定価は裏表紙に表示
印刷製本　三美印刷株式会社
　　　　　© Katsumi Kurokawa

JCOPY ＜（社）出版者著作権管理機構　委託出版物＞

　本書の無断複写は著作権法上での例外を除き禁じられています．複写される場合は，その
つど事前に，(社) 出版者著作権管理機構 (電話 03-3513-6969, FAX 03-3513-6979, e-mail: info@
jcopy.or.jp) の許諾を得てください．

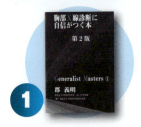
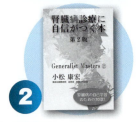
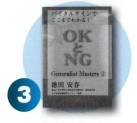

胸部X線診断に自信がつく本 第2版
著：郡 義明
A5 201ページ
定価（本体3,000＋税）

腎臓病診療に自信がつく本 第2版
著：小松 康宏
A5 427ページ
定価（本体4,000＋税）

バイタルサインでここまでわかる！
著：徳田 安春
A5 154ページ
定価（本体2,800＋税）

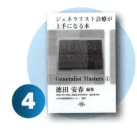
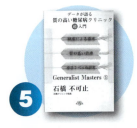
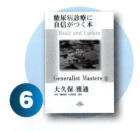

ジェネラリスト診療が上手になる本
編集：徳田 安春
A5 442ページ
定価（本体4,000＋税）

質の高い糖尿病クリニック超入門
著：石橋 不可止
A5 164ページ
定価（本体2,800＋税）

糖尿病診療に自信がつく本
著：大久保 雅通
A5 160ページ
定価（本体2,800＋税）

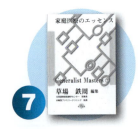
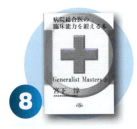
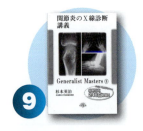

家庭医療のエッセンス
編集：草場 鉄周
A5 320ページ
定価（本体3,600＋税）

病院総合医の臨床能力を鍛える本
著：宮下 淳
A5 321ページ
定価（本体3,600＋税）

関節炎のX線診断講義
著：杉本 英治
A5 272ページ
定価（本体3,600＋税）

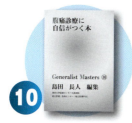

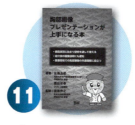

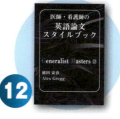

⑩ 腹痛診療に自信がつく本
著：島田　長人
A5　354ページ
定価（本体3,600＋税）

⑪ 胸部画像プレゼンテーションが上手になる本
著：佐藤　浩昭　監：檜澤　伸之
A5　128ページ
定価（本体2,800＋税）

⑫ 医師・看護師の英語論文スタイルブック
著：徳田　安春
A5　243ページ
定価（本体2,800＋税）

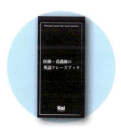

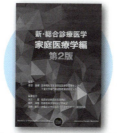

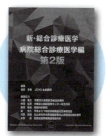

医師・看護師の英語フレーズブック
著：佐藤　忍
ポケットサイズの英語フレーズブック
定価（本体1,500＋税）

新・総合診療医学―家庭医療学編
第2版
編集：藤沼　康樹
B5　533ページ
定価（本体7,000＋税）

新・総合診療医学―病院総合診療医学編
第2版
編集：徳田　安春
B5　474ページ
定価（本体7,000＋税）

詳細はHPをご覧下さい　http://kai-shorin.co.jp/product/index.html

株式会社カイ書林
〒330-0802　埼玉県さいたま市大宮区宮町2-144
TEL：048-778-8714　FAX：048-778-8716
E-mail：generalist@kai-shorin.co.jp